見る・
聞く・
読むで
楽に
学べる

道又元裕の **ショックと侵襲の講義** 実況中継

Gakken

序文

　急変を起こしている患者や重症の患者は，身体の中でとてもシビアな事態が起こっています．まさに，いま現れている徴候や症状は，生体になんらかのダメージとなる刺激が加わったことによるダイレクトな反応です．たとえ症候として現れない場合でも，徐々に進み，必死に何かで代償しながら静寂を保っている状況もあります．
　いずれにせよ，患者のいのちが危険にさらされているほとんどの場面では，ショックを代表とする「生体侵襲」による反応が患者の身体の中で巻き起こっているのです．
　つまり，患者の状態が危機的であるとき，その身体の中では，異変とその恒常性を保とうとするはたらきが，相反する作用としてせめぎ合っています．この2つの異なる影響が生体にさまざまな反応を引き起こすため，状態や病態を複雑化してしまうのです．この両者を合わせた「侵襲」という生体反応（メカニズム）を理解しなければ，患者の身体の中で起こっていることへの対処は不十分になることでしょう．
　侵襲に苛まれ，いのちが危機的状況にある患者の前に立った看護師は，すべきことを見定めて，対応を決定していく必要があります．各徴候や症状への治療は，それぞれガイドライン化されてもいますが，そこに現れる状態，生じている機序は複雑であり，さまざまです．既存のアルゴリズムなどで対応することも重要ですが，臨床の最前線で判断・決定しなければならない看護師が基本的に身につけておくべき不可欠な要素は，この患者の身体に何が起こっているかを理解することにほかなりません．
　筆者は，30年以上前という大昔に，ショックに陥った患者や過大な侵襲を受けた患者の生体反応を目の前でたくさん観る経験をしました．そこで，このような患者に最善のケアを提供するための根拠になる手がかりを探しました．そして得た結論は，患者の身体の中で発している「侵襲によって生じた身体の中の嵐から抜け出そうとする，または，鎮めようと奮闘している，そして，苦痛に対する音のない叫声」を聞き分けることです．
　本書は，そんな気持ちから少々学んだ内容を，私以外の看護師の方々とも共有させていただこうというスタンスから編纂しました．
　内容は，クリティカルケア領域の認定看護師，専門看護師教育課程の授業やいくつかのセミナーで話させていただいた，ショックと侵襲に対する生体反応を中心として，患者の身体の中の叫びを，漫画なども加えて，できるだけ平易に読めるように表現したつもりです．看護ケアの実践レベルを高めてゆくための基礎的知識の一助になればとても嬉しく思います．
　押したり引いたり，ほっといたり突っついたり，そして，騙しだまし，うまいこと言って，腰の重い私を筆者にさせた学研メディカル秀潤社の向井直人氏，早川恵里奈氏をはじめ，編集スタッフの皆様にそれなりに感謝します．

2016年1月
道又 元裕

Contents

見る・聞く・読むで楽に学べる
道又元裕のショックと侵襲の講義 実況中継

第1章 ショックと侵襲
- そもそも侵襲とは？……………………………………………………8
- 侵襲の最初は，正常になりたい身体の反応から始まる …………14
- ショックにさせたくないから侵襲を学ぶのさ………………………20
- ショック①　敗血症によって起こる反応は面倒くさい……………27
- ショック②　ここでNOとエンドトキシンについて ………………34
- ショック③　やはりショックといえばの出血性ショック …………44
- ショック④　ショックと臨床対応……………………………………53

第2章 侵襲のトライアングル 神経系・内分泌系
- 侵襲を知らせるセンサーがあちこちにある…………………………58
- 侵襲への対処の主役はホルモン？……………………………………67
- 交感神経と副交感神経，ちょっとホルモン…………………………76
- ここで少しおしっこの話
  レニン・アンジオテンシン・アルドステロンをひとことでいうと？ ……85

第3章 侵襲のトライアングル 免疫系
- 免疫反応も侵襲によって起こってくる………………………………94
- サイトとカインでサイトカイン …………………………………… 110

第4章 体液・電解質
侵襲時の体液って何が大事？ ·· 122

第5章 侵襲と凝固・線溶系
侵襲時の凝固・線溶系って？ ·· 138

第6章 侵襲と栄養と代謝
侵襲時の代謝って何が大事？ ·· 146
血糖は高くても低くてもダメ ·· 157
そもそもそんなにむずかしい栄養管理を行えるの？ ················ 161
バクテリアルトランスロケーション！ ·································· 172

第7章 SIRSとARDSで侵襲をおさらい
侵襲によって起こる生体反応のまとめ ································· 184

第8章 侵襲を知ることで看護の質が上がる
これが看護のポイント ·· 200

本書の使い方 ·· 6
動画の使い方 ·· 203
INDEX ·· 204

編集担当：向井直人，早川恵里奈　　本文デザイン・DTP：児島明美
カバー・表紙デザイン：野村里香　　本文イラスト：ともべあり，（株）日本グラフィックス

本書の使い方（著者より）

　本書は，看護にとって，知っておくとケアに役立つけれど，全部を理解するにはすこし骨が折れそうな「侵襲理論」について1冊にぎゅっとまとめたものです．

　身体の中で巻き起こる侵襲とその影響のメカニズムは，専門用語からはじまり，決してとっつきやすいものではないかもしれません．しかしその知識は，臨床現場で必ず1つ1つのケアを裏付けてくれると思います．

　そこで，本書で，できるだけ楽に・楽しく学んでいただけるように，以下の3つのステップでコンテンツを用意しました．

　あくまでこのステップは一例ですので，読者の皆さんが一番とっつきやすい方法・順番，どれか1つでもけっこうですので，侵襲のことを知って・身につけていただければ幸いです．

STEP 1
マンガをざっくりと「見て」侵襲をイメージしてみてください

解説の始まりや，話の区切りのいいページに，本書で何が書いてあるかをイメージしてもらえるような「マンガ解説」を入れています（目次のページ）．まず，ここだけざっと目を通してもらえると，少しとっつきやすくなるかもしれません．

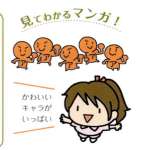

見てわかるマンガ！
かわいいキャラがいっぱい

STEP 2
実際の講義動画を「聞いて」みてください

聞いてわかる動画！

筆者が学研メディカル秀潤社のセミナーで侵襲の講義をした様子を聴講できるよう無料の動画サイトを用意しました（p.203のwebにアクセス）．マンガを見ながら本文をパラっと読んで，「あー，むずかしそうだなあ」と感じたら，移動中の際にでも，耳から講義を聞いてみてください．

道又先生の講義がいつでも聞けるのはこの本だけ！

STEP 3
できるだけ噛み砕きました．やはり最後は本文を「読んで」ください

本文は，侵襲の知識を臨床で使っていただくために，できるだけ噛み砕いて解説しました．やっぱり本書は解説本ですので，読んで理解してもらえると，筆者も何よりうれしく思います．

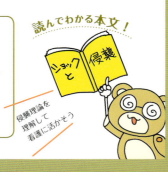

読んでわかる本文！
侵襲理論を理解して看護に活かそう

第 1 章

ショックと侵襲

1 ショックと侵襲

そもそも侵襲とは？

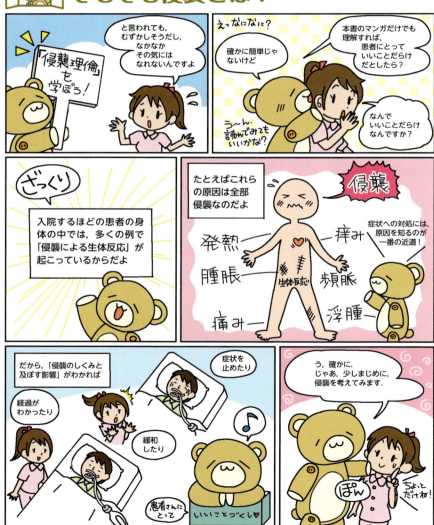

→次はp.14

侵襲による生体反応って？

※「蚊に刺される」は侵襲？

　読者の皆さん，これから看護ケアにつなげるための生体侵襲理論を，筆者なりの私見も交えながら述べていきたいと思います．

＊

　皆さんも，一度くらいは蚊に刺されたことがありますよね．私も年中刺されています．なお，「蚊に喰われた」という人がいますが，蚊は針で刺すので，「刺された」が正しい表現ですね．

　さて，その蚊に刺されると，かゆみと腫脹が出現します．それは，蚊は人の皮膚に止まって血を吸うとき，痛みの感覚を鈍くする麻酔作用を持った唾液を人の皮膚に注入するからです．ちなみに，この唾液には血液を固まりにくくする作用などもあるそうです．

　蚊の唾液が人の体内に入ると，刺された皮膚（部位）を中心にアレルギー反応が起こります．つまり，蚊に刺されたときに起こるかゆみと腫脹などの原因は，蚊の唾液に対するアレルギー性の皮膚の炎症なのです．

　蚊に刺された後，短時間で現れる反応を即時型といいます．この反応は，免疫グロブリンであるIgEが肥満細胞（マスト細胞）や好塩基球などの白血球に結合し，そこに抗原となる蚊の唾液成分が結合すると，これらの細胞からヒスタミンなどの生理活性物質が放出されることで起こります．その結果，微小血管の拡張や血管透過性亢進による浮腫（腫脹）と，かゆみとして感じる神経が刺激されることで瘙痒などの症状が現れます．これは小さいながら，例としてわかりやすい侵襲による生体反応といえます．

※ 生態侵襲理論は看護実践に重要

　外科的な操作が広範囲に及ぶような手術を受けた患者が，術後翌日に全身性に浮腫を認めることがあります．これは，外科的操作が加わった部位に侵襲が生じ，血管拡張と血管透過性亢進をはじめとする炎症が起こって，浮腫が生じるという反応です．

　また，その炎症を起こす物質は全身にも循環します．そのため，手術部位だけでなく周辺部位にも，程度の差はあれど，浮腫が生じることになるわけです．

これもまた，侵襲に対する生体反応ですね．

　侵襲刺激による生体反応を示す患者をトータルアセスメントし，また，生体が回復に向かって合目的に反応するよう手助けする周到な全身管理を行うためには，侵襲時の生体反応をふまえた回復過程を細胞，組織レベルから理解することがとても重要であると確信します．そして，こうした理解が看護ケア実践の根拠になるはずです．

　筆者は，すでに数十年も前になってしまいましたが，重症熱傷患者における熱傷を通して熱エネルギーの伝達がどのように患者に影響を与えるのかを，実践の場で目の当たりにしました．そして生体侵襲理論が看護を実践するに際し，とても重要であることを学びました．つまり，重症患者の身体の中で何が起こっているかがわからなければ，その対処もただ闇雲に終わるだろうということです．

＊

　自身のケアに明るさや確かさを持つためにも，本書を通じて，臨床で遭遇する侵襲と生体反応について，皆さんと共学してゆきたいと思います．

侵襲的刺激と生体反応の基本概要

✹ 生体反応は生体内部環境を整えようとするはたらき

　クリティカルな患者では，疾患やその後に続発した臓器障害，侵襲の大きな手術，外傷などさまざまな原因により，呼吸系，循環系，代謝系を中心とする身体の生理・機能が障害されています．その障害の回復過程の中で，患者は程度の差こそあれ，なんらかの変化を生じ，ある種の一定の特徴的な生体反応を示すことが知られています．

　この反応は，生体が繊細かつ複雑なメカニズムによって自身の生体内部環境を整えようとする正常なはたらきであり，外的，あるいは内的刺激に対して生体を防御する反応です．ここでの外部刺激と内的刺激とは，**図1**のように示されます．

図1　外部刺激と内的刺激

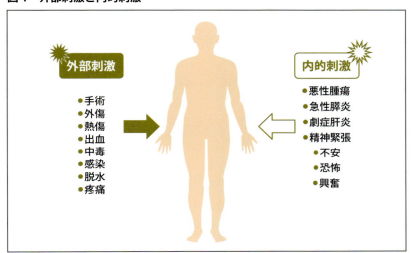

図2　侵襲の程度

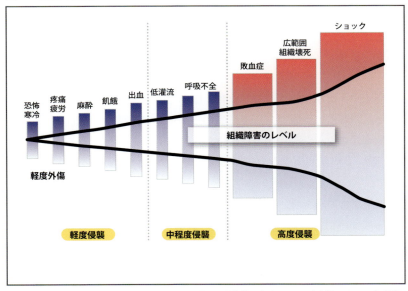

小川道雄ほか編：臨床侵襲学，臨床に生かす侵襲学のすべて．へるす出版，1998．より引用

❋ ショックをはじめとする外部刺激

　生体の内部環境を乱す可能性のある外部からの刺激は，手術侵襲以外に，外傷，熱傷，出血，中毒，感染，脱水，疼痛などがあります．これらは非常に強い生体反応のトリガー（引き金）となります．

　トリガーとなる侵襲の程度が最も高いとされるのが，全身性に起こる急性循環障害であるショックです．なかでも，広範囲深達性熱傷（重症熱傷）患者は，侵襲に対する生体反応を示す最も顕著な侵襲モデルといえます（**図2**）．

　なぜなら広範囲深達性熱傷患者は，血球成分以外の体液喪失（fluid depletion）による著しい循環血液量減少性ショック（oligemic shock）に至り，回復過程の中で敗血症（sepsis），血液分布異常性ショックに含まれる敗血症性ショック（septic shock），急性呼吸窮迫症候群（ARDS）などの重度の合併症に苛まれる頻度が高いからです．そして，最もハイリスクな状態が，言わずと知れた心肺停止です．

❋ 悪性腫瘍，急性膵炎，急性肝炎などの内的刺激

　一方，内部からの刺激は，代表的なものに，悪性腫瘍や急性膵炎，急性肝炎があります．

　自己の細胞組織が変異し，自己の組織を無制御に増殖させていくのが悪性腫瘍です．

　急性膵炎では，炭水化物，タンパク質，脂肪という3大栄養素を消化する膵臓で分泌される膵液に含まれている酵素のうち，本来は膵内で不活性なタンパク質消化酵素がなんらかの原因で活性化し，膵臓そのものが消化されます（自己消化）．強い炎症が膵臓ばかりではなく，その周辺から全身に波及する疾患です．

　劇症肝炎（急性肝萎縮症，急性萎縮性肝炎）では，発病当初から症状が急激に進み，短期間内に肝細胞が急激に大量に破壊され，その機能が低下します．肝機能の急激で重度な低下により，血液凝固因子の産生機能の喪失と老廃物代謝不全となり，肝性昏睡による意識障害（肝性脳症）ももたらします．

　これらの過程においても，生体は内部の変化を正常に戻そうとするため，全身性にさまざまな反応がみられます．

ARDS：acute respiratory distress syndrome，急性呼吸窮迫症候群

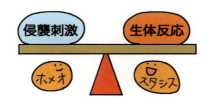

侵襲が大きすぎると，ホメオスタシスが破綻する

このように侵襲とは，「生体の恒常性に破綻をきたす危険のある内外の刺激と，その刺激に対して生体が恒常性を保つために対処する生体反応」と定義することができます．

生体内部の環境は，侵襲に対する反応により，とても繊細で不安定な状態になります．生体反応があまりにも強すぎても，あるいは，過度の生体反応が遷延しすぎても，ホメオスタシス（homeostasis，恒常性）の破綻をきたしてしまうことがあります．侵襲による生体反応では，生体内で複雑多岐にわたる変化が繰り広げられます．その変化は，術後の高血糖，末梢皮膚の浮腫，尿量の低下，発熱，発汗などで現れます．

しかしながら，これらは生体で起こっている変化のほんの一現象にしかすぎません．また，それは変化の終息を示す結果ではなく，1つひとつの変化がさらなるトリガーとなって，局所から全身に一連の生体反応をもたらすのです．そしてその反応が静寂化してきたときに，生体は安定を取り戻すチャンスを得ることになります．

しかし，生体にとって侵襲の程度が大きすぎたり，侵襲からの回復が遷延化，あるいは感染などの新たな合併症に苛まれたりすると，低栄養，免疫能低下，凝固線溶異常を背景に，多臓器障害（MODS），そして多臓器不全（MOF）へと進展・悪化することもまれではありません．

言葉メモ

MODS と MOF

ここでは，多臓器の障害は可逆的で正常に回復しうる可能性がある場合を MODS とし，不可逆的な多臓器状態に陥った場合を MOF とします（いずれも著しい重症病態であることは同じ）．

MODS：multiple organ dysfunction syndrome，多臓器障害
MOF：multiple organ failure，多臓器不全

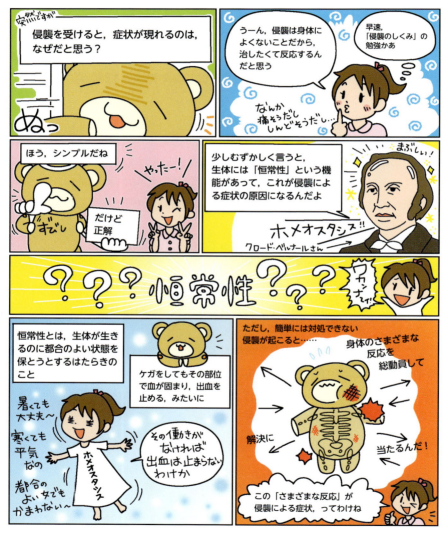
侵襲の最初は，正常になりたい身体の反応から始まる

生体の恒常性

☀ 生体反応は症状として現れる

　生体における侵襲は，蚊に刺されたといったミクロのものから，火事で全身熱傷を負ったなどマクロのものまで多種多様です．クリティカルケア領域の場で表現される侵襲は，重度外傷，全身熱傷，感染（敗血症），大量出血，強度の痛みなど侵襲レベルが高いものばかりです．

　また，侵襲に対する生体反応は，外部から認識できる・できないにかかわらず，なんらかの症状として現れます．これらはレベルは違えども，炎症反応を中心とした，ある一定の特徴を同じくする反応（非特異的反応）です．たとえば，局所の炎症によって傷害・障害された組織とその周辺組織が，微小循環レベルで免疫応答反応を引き起こし，さらに炎症を全身に拡大したりします．

> **言葉メモ**
>
> #### 「障害」と「傷害」の違い
>
> 　さて，ここで言葉の共通理解をしておきましょう．まずは「障害」と「傷害」．
>
> 　「障害」とは，「身体の器官になんらかの原因があって，正常な機能を果たさないこと」と理解できます．英語では「dysfunction」で，その機能がまったく果たさない状態が「不全」となり，英語では「failure」となります．そのため，「障害」と「傷害」の関係は，傷害を受けた結果として障害が発生したと理解しましょう．
>
> 　たとえば，ARDSやMODSなどでは，微小循環のなかでサイトカインなどによって活性化された好中球が自己の強力なタンパク質分解酵素であるエラスターゼ（プロテアーゼ）を放出します．これにより，血管内皮をはじめとする組織を破壊し傷害を与えることによって，機能障害を惹起することがあります．このように，機序を鑑みて「障害」と「傷害」を使い分ける必要があります．
>
> 　ちなみに，エラスターゼ（elastase）は，好中球から分泌されるタンパク質分解酵素で，プロテアーゼ（protease）はタンパク質分解酵素の総称です．

✹ ホメオスタシスという考え方

　これらの反応は，すべてにおいて生体の内部環境を一定の状態に保ちつづけようとする，生体の恒常性維持のはたらきを意味しています．生体の恒常性とは，いわゆる"ホメオスタシス（homeostasis）"です．

　homeostasis という言葉は，フランスの生理学者であるクロード・ベルナール（Claude Bernard, 1813-1878 年）が提唱した「内部環境の固定性」という概念を，米国の生理学者ウォルター・B・キャノン（Walter B. Cannon, 1871-1945 年）が発展させました．homeostasis とは，同一の（homeo）状態（stasis）を意味するギリシア語に由来しているようです．

　生体は，恒常性（平衡性），生体恒常状態，安定性（stability）とも表現できる"状態を維持するための生理機能"を持っているのです．つまり，生体の体内諸器官が，気温・湿度などの外部環境の変化や姿勢・運動などの主体的条件の変化に応じて，統一的・合目的に体内環境をある一定範囲に保つはたらきを持っており，それは自律神経（交感神経，副交感神経）と内分泌腺が主体となって行われていることが明らかにされています．

　その後，ホメオスタシスは精神機能のバランスについても同様に表現するようになりました．また現在では，神経内分泌系に対して免疫系のシステムが重要な役割を果たしていることもわかり，これを侵襲学では「侵襲のトライアングル」とよんでいます．

　キャノンの提唱した内容は，クロード・ベルナールによる「内部環境の固定性」という考え方，つまり①動物における内部環境の代表である細胞外液は絶えずその物理化学的性状が一定になるように調節され，細胞活動の安定化が達成されている，②それはホルモンや神経の活動によって調節されているという内部環境の「固定性」という考えを実証的に発展させたものです．たとえば，血液の化学的・物理的性状が食物などに影響されることなく，常に一定の範囲に保たれる事実などが代表例です．

　そして，ホメオスタシスの状態から質的な転換が起こるとき，生体のカタストロフィ（大きな変化，劇的な結末）がスタートするということですね．

侵襲に対する生体反応の基礎

✴ 生体反応とはどういうことか

　侵襲に対する生体反応のわかりやすい一例として，キャノンが行った，「イヌをネコの近くで吠えさせる実験」があります．

　イヌに吠えられたネコは，瞳孔の散大（敵をよく見るため），呼吸数増大，脈拍数増大，血圧上昇（酸素をより多く体内に摂取するため），脳・筋肉への血管拡張，皮膚，内臓（とくに腎・消化管）の血管収縮（運動機能を高めるため），足の裏の発汗（滑らないようにするため），胃腸の運動低下（不要な機能の停止），血中アドレナリンの増加が観察されたそうです．ヒトもネコと同様に，ある種の一定の侵襲が生体に加わると，多くのヒトが共通した生体反応を示します．侵襲の程度や生体の反応力の違いによっては，反応の様相も異なります．

✴ ストレス学説と適応症候群

　もう1つの例は，医学の世界でストレスという言葉を初めて用いた，ハンス・セリエ（Hans Selye, 1907-1982年）のストレス学説です．彼は，有害な因子（刺激）によって生体に生じたゆがみと，それに対する防衛（適応）反応を「生体内のゆがみの状態」とし，これをストレスとよびました．生体が外部から刺激を受け，緊張やゆがみの状態に陥ったとき，これらの刺激に適応しようとして内部に非特異的な反応が起こることを含めて，ストレスとしているのです．

　非特異的反応というのは，刺激の種類に関係なく起こる反応のことです．一方，これに対し特異的反応がありますが，これはある刺激に対して決まった反応を示すことを意味します．

　セリエは，ストレッサーに対する生体の適応現象を「適応症候群」とよび，全身反応としての全身適応症候群（GAS，汎適応症候群）と，局所反応としての局所適応症候群があることを唱えました．そして，GASを次の3つの段階に区分しました．

①第1期　〈前期：ショック相，後期：警告反応期（stage of alarm reaction）〉

　生体は強い有害刺激となるストレスを受けると，ショック状態となります（ショック相）．次いで有害刺激により，視床下部から副腎皮質刺激ホルモン放出ホルモン（CRH）が放出され，これが下垂体前葉から副腎皮質刺激ホルモ

GAS：general adaptation syndrome，全身適応症候群，汎適応症候群
CRH：corticotropin-releasing hormone，副腎皮質刺激ホルモン放出ホルモン

ン（ACTH）を大循環に放出します．

この ACTH が副腎皮質に作用し，副腎皮質ホルモンの1つである糖質コルチコイドの分泌を促進します（警告反応期）．

②**第2期 〈抵抗期（stage of resistance）〉**

第2期は，第1期を経過して，ストレスに対する生体の諸機能を統合し，その有害なストレスに耐えつつ，徐々に適応していこうとします．ショックから離脱し，全身状態としては安定の始まりといえます．

③**第3期 〈疲憊・疲弊期（stage of exhaustion）〉**

第1期からストレスが遷延した場合を示しています．生体の適応性が破綻，もしくはそれに近い状態となり，生体諸機能の恒常性を維持するための機能が低下，喪失してしまいます．

＊

このように，ストレッサーによって刺激された生体は，生体内部では視床下部―下垂体前葉―副腎皮質系の活動を高めることによって生命を維持するための自己防衛反応を示すことを明らかにしたのです．

※ 侵襲による生体反応は複雑に絡み合っている

セリエが示した神経・内分泌系のストレス反応を，古典的反応とよんでいます．ちなみに，古典的という言葉は，古いということではなく，最初に唱えられたという意味です．

今日では，侵襲に対する生体反応は，サイトカインなどによる炎症反応―免疫系の応答が絡み合って起きることが明らかとなりました．それが古典的反応にも密接に関与していることが明らかになりつつあります．

また，侵襲によって生体はエネルギー代謝にも大きな変化をきたし，これらが複雑に影響し合いさまざまな反応となって出現することも解明されてきています（**図3**）．

＊

さて，次は侵襲レベルが最も高いとされるショックについておさえて，神経系，内分泌系，免疫系システムによる侵襲のトライアングルの特性へと進んでいきましょう．

ACTH：adrenocorticotropic hormone，副腎皮質刺激ホルモン

図3　侵襲（ストレス）に対する生体の急性相反応

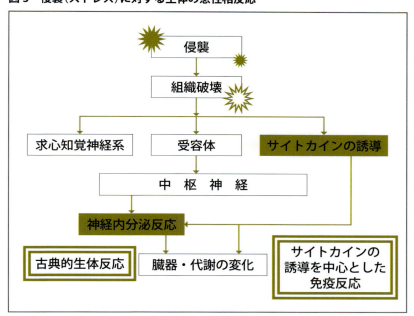

言葉メモ

侵襲と生体反応

　今まで述べたことをまとめると「侵襲（invasion）」は，「生体の恒常性に破綻をきたすかもしれない，あるいはきたしたかもしれないという，リスクのある外からの刺激（stressor）と，生体そのものが持っていた刺激に対して，生体が恒常性を保つために対処する生体反応」と表現できそうです．

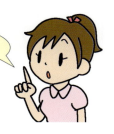

侵襲は，ホメオスタシスの破綻に伴う刺激と生体反応！

ショックにさせたくないから侵襲を学ぶのさ

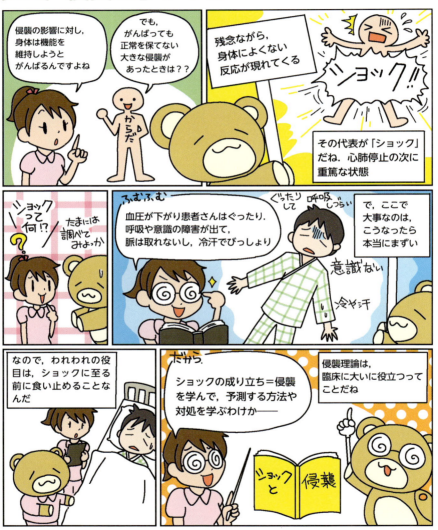

→次は p.27

第 1 章 ショックと侵襲

ショック(shock)の理解

❋ ショックを理解する意味

　ショックは，全身に起こる急性循環不全のことです．侵襲の程度としては，非常に高いレベルにあります (p.11, 図2)．ショックの病態を理解することは，さまざまな侵襲によって起こる急性疾患や病態を理解するために大きな知となります．

　ショックは複雑なメカニズムではあるものの，神経・内分泌・免疫系に加えて凝固・線溶系の変化などがダイナミックに変化するので，その病態の特徴をとらえやすく，ショックに至らずとも急性病態にある患者のアセスメントに大いに役立ちます．また，ショックの多くはシビアな場面で起こります．患者の身体の中で何が起こっているのかを知ることができれば，患者の不幸な転帰を防ぐ実践にもつながります．

❋ ショックの歴史

　さて，ショックという言葉は，医療界だけではなく一般社会でも「予期せぬ事態」が起こった場合に使われています．そもそも"ショック"は，ヨーロッパなどで約800年くらい前から，強く打つ，打ち破る（blow），乱れる，不安になる（perturb）などの意味合いを含めて用いられていたようです．

　医療界においてこの言葉が使われ始めたのは，1700年代前半だとされています．当時，ショックは「外的なストレッサーに対して，生体の内部環境を維持しようとするしくみが過剰にはたらき，逆に内部環境そのものを正常に維持できなくなった状態」というように説明されていました．近年になって，戦争で外傷を負った兵士の症例において，出血に起因する循環血液量の減少に伴う急性の循環障害を中心とした病態であることがわかり，徐々にショックの病態と治療の研究が進みました．

❋ ショックの定義

　端的にいうと，**ショックとは侵襲に対する生体のホメオスタシスの破綻が急激に起こっている状態**と理解してよいと考えます．

　広義的には，「重要臓器や細胞，組織の機能を維持するための十分な酸素と

栄養素を供給するための血液循環が短時間に得られなくなり，種々の異常を伴う過程とその状態（症候群）」と定義づけられます．

狭義的には，「心拍出量の低下と血管の虚脱によって急激な灌流不全が起こり，細胞レベルの代謝障害と機能不全に至る過程とその状態」と定義づけられます．

しかし，感染性（敗血症性）ショックの第一相にみられるウォームショック（warm shock）のように心拍出量や血圧低下が初期からみられない場合もあり，ショックとは一概に，必ずしも心拍出量と血圧低下が必須条件とはいえません．つまり，ショックは血圧が急激に低下するものと理解するのは，厳密には誤りですね．現場では，血圧が低下しないけれども，身体内部ではショック状態に陥っているケースがたくさんあります．

臨床的には，ショックは急性の全身性循環障害といわれ，患者に加わる侵襲度は心肺停止の次に重度のレベルにあることを重ねて述べておきます．

❋ ショックに陥る過程

ひとたびショックに陥ると，顔面蒼白，虚脱，冷汗，脈拍の触知不能，呼吸不全という特徴的な症状が観察されることが多いでしょう（**表1**）．しかし，すべての人が一様にすべての症状となるわけではありません．

ショックに陥る過程の生体反応は，きわめてダイナミックに変動します．生体が侵襲を受けると，短い時間で最大限に全身の細胞・組織の生理機能を高めながら，何とか正常を保とうとする機構がはたらきます．しかし，ショックに陥ると生体の生理機能がほぼ破綻し，全身が虚脱状態となります．

表1　ショックの5徴候

pallor	顔面蒼白
prostration	虚脱
perspiration	冷汗
pulselessness	脈拍触知不能
pulmonary deficiency	呼吸不全

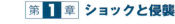

言葉メモ

虚脱状態

　虚脱状態というのは，どういうことをいうのでしょうか．結構，この説明が簡単ではないような気がします．あまり端的ではありませんが，筆者は以下のように理解しています．

　虚脱とは，急激な循環機能の低下により正常な判断能力が失われ極度の無気力状態となり，また，自律神経や運動機能をはじめとした身体調整機能が著しく低下することによって正常な生活行動を極度にできない脱力化した状態，です（これは私なりの解釈ですので，ぜひ読者の皆さんも虚脱についてほかの人に説明してみてください）．

✳ ショックの分類と重症度

　ショックの分類は，要因別（血液量減少性，心原性など）と原因別（感染性，アナフィラキシーなど）が混在したものが従来の分類でした．しかし，ショックの発生機序をふまえた循環管理を行うには不都合が生じたので，2000年以降それに変わる分類となりました（**表2**）[1]．

　新しい分類では，血液分布異常性ショック，循環血液量減少性ショック，心原性ショック，心外閉塞・拘束性ショックの大きく4つの種類となっています．そして，その中におのおのの分類に該当するショックが盛り込まれています．

　この分類の基本的な考え方では，血液循環を心臓と血液，および血管の3つによって構成していることがわかります．その主たる規定因子は，①循環血液量と性状，②心臓のポンプ作用の状態，③血管抵抗と血管床の量などです．そして，これらの因子のいずれかが異常な状態となり，生体の代償機構が破綻した場合にショックが発生することを示しています．

表2 ショックの分類と主原因

血液分布異常性ショック (distributive shock)	・感染性（敗血症性）ショック（septic shock） ・アナフィラキシーショック 　（anaphylactic shock） ・神経原性ショック（neurogenic shock）
循環血液量減少性ショック (oligemic shock)	・出血性ショック（hemorrhagic shock） ・体液喪失（fluid depletion）
心原性ショック (cardiogenic shock)	・心筋性（myopathic） 　心筋梗塞，拡張型心筋症 ・機械性（mechanical） 　僧帽弁閉鎖不全症，心室瘤，心室中隔欠損症， 　大動脈狭窄症 ・不整脈（arrhythmia）
心外閉塞・拘束性ショック (extracardiac obstructive shock)	・心タンポナーデ（pericardial tamponade） ・収縮性心膜炎（constrictive pericarditis） ・重症肺塞栓症（massive pulmonary embolism） ・緊張性気胸（tension pneumothorax）

文献1）のp.57より引用

✹ ショック・スコア

　さて，ひとたびショック状態となると，循環系，組織の血液灌流，代謝系，中枢神経系になんらかの著しい異常をきたすことが多く，これらの項目をスコアして重症度を算出し，ショックの重症度を評価する「ショック・スコア」が用いられる場合もあります（**表3**）[2]．

　しかし，おのおののショックで全身状態のパラメータが若干異なっているので，だいたいの特徴を理解しましょう（**表4**）．

表3 ショックの重症度―ショック・スコア

スコア 項目	0	1	2	3
収縮期血圧： BP（mmHg）	100 ≦ BP	80 ≦ BP < 100	60 ≦ BP < 80	BP < 60
脈拍数： PR（回/分）	PR ≦ 100	100 < PR ≦ 120	120 < PR ≦ 140	140 < PR
base excess： BE（mEq/L）	−5 ≦ BE ≦ +5	±5 ≦ BE ≦ ±10	±10 ≦ BE ≦ ±15	±15 < BE
尿量： UV（mL/時間）	50 ≦ UV	25 ≦ UV < 50	0 < UV < 25	0
意識状態	清明	興奮から軽度の応答の遅延	著明な応答の遅延	昏睡

文献2）より引用

表4 各種ショック時の各パラメータ

	心原性 ショック	循環血液量 減少性ショック	血液分布 異常性ショック	心外・閉塞性 ショック
皮膚温	↓	↓	→	↓
収縮期圧	↓	↓	↓	↓
脈拍数	↓→↑	↑	↑↓	↑↓
尿量	↓	↓	↓	↓
中心静脈圧	↓	↓	↑↓	↑
ヘマトクリット	→	→↓	→	→
PaO_2	↓	↓	↓	↓
$PaCO_2$	↑	↑	↓↑	↑↓

文献3）より引用

血液分布異常性ショックとは

　血液分布異常性ショックという用語は理解しにくい面もあり，ここで簡単に整理しておきましょう．

　血液分布異常性ショック（distributive shock）とは，ヒスタミンやプロスタグランジンE_2，NOなどの血管を拡張する作用を有するケミカルメディエータ（化学伝達物質）によって末梢血管の拡張が起こり，循環の維持に必要な血液量が相対的に不足した状態を意味しています（血管透過性亢進が発生・進行すれば絶対量の不足になります）．

　通常，動脈と静脈の血液分布量は，循環血液量を100％とすると，肺循環量が約15％，毛細血管循環量が約5％，静脈循環量70％，動脈循環量10％となります．その分布割合を動脈血と静脈血の分布割合にすると，2〜3対8〜7の割合になります．それが，なんらかの原因によりいずれかの血管が過拡張することで，分布量も変化するわけです．

　たとえば動脈が拡張したとすると，拡張した量に相当する血液の補填が必要となります．では，何によって補填されるのかというと，静脈血が補うことになります．反対に静脈が拡張すれば，それを動脈血が補うわけです．

　この現象を血圧変化の関係でみると，動脈が拡張し，静脈血によって補填できる程度であれば，血圧はそれほど低下しないことが多いと思います．一方，静脈の拡張では，動脈血による補填によるので，血圧は低下しやすくなります．この程度が大きくなり拡張した血管に相当する循環血液量が得られなければ（補充されなければ），血圧は低下するわけです．

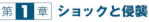

ショック❶ 敗血症によって起こる反応は面倒くさい

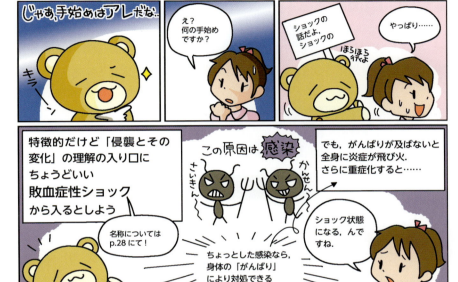
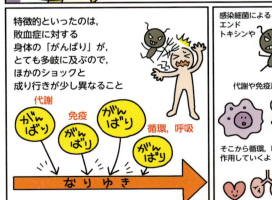
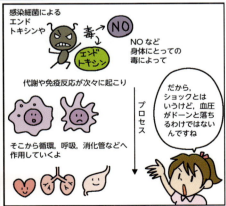

→次は p.34

─血液分布異常性ショック(distributive shock)─

感染性(敗血症性)ショック(septic shock)

☀ 感染性(敗血症性)ショックとは

　敗血症(sepsis)は，かつて「菌血症」と理解されていました．1990年代初頭，全身性炎症反応症候群(SIRS)の概念が提唱された以降から，病原微生物の血液中の有無ではなく，SIRSを伴う感染症と認識するようになりました．しかし，全身性に及ぶ炎症の程度は病原体や宿主により異なり，複雑な病態を呈することもあり，現在は「全身症状を伴う感染症，またはその疑い」と定義されるようになりました．

　感染性ショックは，敗血症性ショック，細菌性ショック，バクテリアルショックなどともよばれます．わが国では敗血症性ショックについて，「血液中に病原体が存在するいわゆる菌血症に臨床症状を認めた場合」としていましたが，今ではそのような概念ではなくなっています．

　つまり，血液中に病原体が存在するか否かではなく，感染が原因となって発症しているSIRS＝敗血症(sepsis)です．またSIRSに感染が加わり，それが重症化してショック状態となった場合を意味するようになりました．そして，その予後は全身管理が進歩した現在においても，残念ながら芳しくないのが現状です．

☀ SIRSとsepsis

　SIRSとは，sepsisの定義を統一する必要から，1991年に米国胸部疾患学会(ACCP)と米国クリティカルケア学会(SCCM)のコンセンサスカンファレンスが開催され，1992年に提唱された概念です(**図4**)．

　図4下の診断基準からもうかがえますが，臨床で経験する多くの病態には，感染を伴わなくてもSIRSの状態を示すものがあります．もちろん感染によってSIRSの状態を示す場合も多いはずです．つまり，SIRSは感染性と非感染性の病態を区別しつつ，sepsisの定義を明確化するためのものなのですね．

SIRS：systemic inflammatory response syndrome，全身性炎症反応症候群
ACCP：American College of Chest Physicians，米国胸部疾患学会
SCCM：Society of Critical Care Medicine，米国クリティカルケア学会

図4 SIRSの概念と診断基準

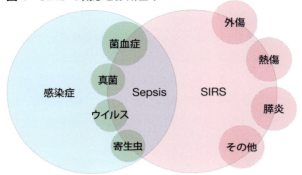

体温	＜36℃ または ＞38℃
脈拍	＞90回/分
呼吸数	＞20回/分 または $PaCO_2$ ＜32 mmHg
白血球	＞12,000/mm^3 または ＜4,000/mm^3 または 幼若白血球数＞10%

＊上記項目2つ以上を満たすときSIRSと診断する

　SIRSのメカニズムは，局所で組織の炎症が惹起し，それに反応した炎症性の免疫応答因子であるサイトカイン（p.111参照）などの液性因子が活性化，その後ほかのメディエータ（因子）の産生も亢進し，それが全身に循環して種々の炎症反応を引き起こす症候群です．生体では炎症時に，炎症性サイトカインと抗炎症性サイトカインが産生されており，SIRSは炎症性サイトカインが優位になっている状態です．

❋ 敗血症性ショックとは

　集中治療室などのクリティカルケアの場で治療・看護が必要な患者の中には，敗血症を合併して，重症敗血症（severe sepsis）から敗血症性ショック（septic shock）へと進展する場合も少なくありません．感染症による炎症が全身に拡大した敗血症の状態から臓器灌流低下によって，乳酸アシドーシス，乏尿，意識混濁などが認められ，または低血圧，臓器障害を呈する状態になると，重症敗血症といわれます．

　重症敗血症の中で，十分な輸液負荷を行っても低血圧（収縮期血圧＜90mmHg

または通常よりも＞40mmHg の低下）が持続する全身性の著しい急性循環障害を，敗血症性ショックとよびます（循環作動薬が投与されている場合，必ずしも低血圧でなくてもよい）．敗血症性ショックは，敗血症が重症化して血液の低灌流や血圧低下などの全身性の急性循環障害を示す重症敗血症からさらに悪化し，高密度なクリティカルケアによる周到な全身管理に対しても反応が不良となった状態を示しています．その罹患頻度は，ハイリスク手術の増加，免疫機能の低下，多剤耐性菌などの影響も相まって，年々増加の一途を辿っていることが報告されています．

　敗血症に対する医療は，ガイドラインなどによってアウトカムは少しずつ改善しているようですが，罹患率の低下，救命率の飛躍的な向上，病態生理の十分な解明には，いまだ至っていません．重症敗血症，敗血症性ショックの予後は，全身管理が進歩した現在においても，残念ながら良好とはいえません．

言葉メモ

敗血症救命キャンペーン

　敗血症に罹患する患者を減らすとともに，救命率を改善してゆこうとする国際的キャンペーンの開始が宣言されました．これが「Surviving Sepsis Campaign（敗血症救命キャンペーン）」です．このキャンペーンは，重症敗血症の死亡率を5年間で25％低下させることを目的としてスタートしました．

　この活動の代表的産物が，2004年に発表されたSSCGで，2008年，2012年には改訂版が発信されています．わが国では，2012年に日本集中治療医学会により策定された日本人向けの「日本版敗血症診療ガイドライン」が提示されました（現在改訂中で，2016年に日本集中治療医学会と日本救急医学会が共同で最新版のガイドラインを発刊予定）．ちなみに，毎年9月13日は世界敗血症デー（World Sepsis Day）です．GSAが中心となり，2012年よりこの日を世界敗血症デーに制定し，敗血症の罹患率の減少・死亡率の低下を目標に，全世界的な運動を展開しています．

SSCG：Surviving Sepsis Campaign Guideline
GSA：Global Sepsis Alliance

第1章 ショックと侵襲

✳ 敗血症性ショックの病態

敗血症性ショックの病態は，複雑でまだ明らかになっていないことが多々あります．血行動態的にみると，ほかのショックとは違った過程を辿ることが多いことを経験します．

通常，ショックに陥ると循環の虚脱が起こって血圧が急激に低下しますが，敗血症性ショックは，ウォームショック（warm shock）からコールドショック（cold shock）という相反する2相に分けることができます．

―ウォームショックと急変のサイン―

初期の循環動態は，高循環動態（hyperdynamic state）を示し，心拍出量は正常かむしろ増大しており，末梢血管の虚脱はあるものの，血圧は見かけ上正常な範囲にあります．この時期，末梢の皮膚がポカポカと温かい状態となることも多いでしょう．

この原因は，感染により局所から遊離された血管を拡張させるケミカルメディエータがたくさん分泌され，末梢血管が拡張するためです．その結果，血圧を維持するため，また，末梢組織が多くの酸素を要求するために，心拍出量が代償的に増加する高循環動態の状態となります．そこでこの状態を，血流も豊富で末梢が温かい状態のショック「warm shock（ウォームショック）」とよぶんですね．

したがって前述したように，ショックはすべて血圧が低下し，末梢冷感を惹起するというのは，厳密にいうと間違っています．いずれにせよ，なんらかの感染が存在しSIRSの診断基準を満たす場合には，敗血症性ショックの前段階（まえぶれ）ととらえて差し支えなく，とても重要な指標です．

敗血症性ショックに至っていなくても，感染が存在する場合の弛張熱のパターン，発熱時のひどいシバリング，あるいは細菌やその毒素などに反応して起こる消化管運動の抑制による腹痛，腹部膨満などの消化器症状がみられる場合も，急変を起こす状態へ向かっている重要なサインとしてとらえるべきです．

―そしてコールドショックへ―

その後に病態が進展悪化してゆくと，最終的には心拍出量と血圧が低下

するコールドショックとなります．

　ウォームショックの状態から血管内皮細胞傷害が進むと，それまでNOなど血管拡張物質によって過剰な血管拡張状態にあったものが，血管収縮作用に転じはじめます．それにより，後負荷（after load）が増大し，最大限の代償機構を保ってきた心臓の収縮力も低下してしまいます．

　結果，四肢末梢の循環障害が顕著になり，末梢の冷感が出現するコールドショックとなるわけです．一般にウォームショックからコールドショックへと進展する時間経過は，約6～10時間後程度といわれています．この過程で血管内皮細胞傷害に起因するDIC（播種性血管内凝固症候群）を発症する場合も少なくありません．

―高齢者では典型例とならないことも―

　ウォームショックの時期には，患者は発熱によって体温が高いイメージがありますが，高齢者では逆に体温が低下することもあります．そのメカニズムは，加齢に伴う恒常性保持機能の低下による熱産生の低下です．

　加えて，副腎機能の低下により交感神経緊張が起こりにくいです．血管拡張に対する体血管保持の代償機構が低下しているため，拡張した末梢血管から室内への熱放散が高まり，体温が低下する場合があります．

　また，発達段階とは関係なく，鎮静された状態では，交感神経が抑制されます．そのため体血管抵抗の減弱により末梢からの熱放散が高まり，体温が低下しやすくなります．

※ NOによる血管拡張

　さて，微小血管の世界では，細菌などの病原菌が持つエンドトキシンなどの毒素により血管内皮細胞から過剰に誘導・産生された活性酸素の一種であるNO（一酸化窒素）が問題となります．NOにより，とくに細動脈の血管平滑筋が弛緩して，細動脈の過拡張が起こります．そして動脈の末梢血管抵抗が低下し，最終的には静脈血の補填がたくさん行われて静脈還流が減少します．

　ちなみに，NOは生体にとって不利益を与えているように感じますが，実際の臨床においては治療としても使われています．たとえば，新生児の低酸素性

NO：nitrogen oxide，一酸化窒素
DIC：disseminated intravascular coagulation，播種性血管内凝固症候群

第1章 ショックと侵襲

遷延性肺高血圧症に対する肺血管拡張を目的に，NO 吸入療法が行われます．NO は，正常域内で産生されていれば，有益なメディエータとなります．健常な状態では，血管内皮細胞は NO の産生を制御することにより，血圧，血管透過性などを調節しているのです．また，免疫細胞であるマクロファージ（単球）は，病原体を殺傷処理するために NO を産生します（しかし，敗血症では NO の産生が大量すぎて，過剰な血管拡張による血圧低下となります）．

さらには，NO は神経伝達物質としての役割もあります．ほかの神経伝達物質のようにシナプス間隙のみで働くのとは違い，NO 分子は広範囲に広がり直に接していない周辺の神経細胞にも影響を与えることがわかっています．

＊

NO については，興味深い話があります．いわば，NO はノーベル賞につながっていたというものです．それはこの後述べます．

言葉メモ

NO（一酸化窒素）

一酸化窒素（nitric oxide：NO）は，血管内皮由来の平滑筋弛緩因子（EDRF）のことを示します．血管内皮から分泌され，血管平滑筋を弛緩させて血管拡張を引き起こします．

NO は血管拡張作用に加えて，神経伝達物質，免疫系における生体防御因子，陰茎海綿体の膨張に関与する生殖系での役割，新生児肺高血圧の治療における吸入療法の有用性など，さまざまな生理作用を持ち，生体内シグナル伝達分子であることがわかっています．

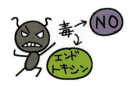

EDRF：endothelium-derived relaxing factor，血管内皮由来弛緩因子

ショック❷
ここで NOとエンドトキシンについて

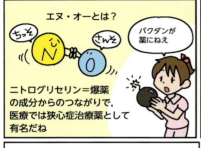
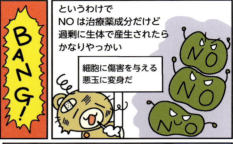
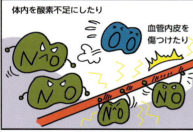
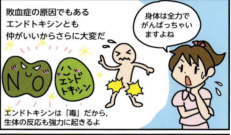
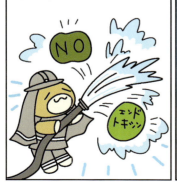
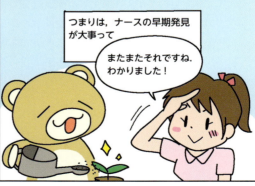

→次は p.44

NO とニトログリセリン

☀ ダイナマイトと狭心症

　スウェーデン人のアルフレッド・ノーベルは，イタリアの科学者ソブレロが合成したニトログリセリンという爆発性液体と，従来の黒色爆薬を用いてニトロ爆薬を作って売り出しました．しかし，このニトロ爆薬の事故で工場爆発が起こり，弟が死亡しました．その後，ノーベルはドイツでニトロを珪藻土にしみ込ませることで安定した安全火薬「ダイナマイト」を作ることに成功し，巨万の富を得ました．

　ダイナマイト工場で働いていた工員の中に，休日になると狭心症の発作が起こる人がいました．なぜかというと，ダイナマイト工場でニトログリセリンが工員の体内に吸収されていたためです．ニトログリセリンが血管を拡張することはすでに動物実験で証明されていました．このことがきっかけで，ニトログリセリンが狭心症の特効薬として臨床に用いられるようになりました．

☀ NO の生体内での効果と副作用

　はじめは，動脈硬化で狭くなった冠動脈がニトログリセリンで広がるのだと考えられていました．しかし，冠動脈造影をしながらニトログリセリンを投与すると，正常な冠動脈が拡張するのに，動脈硬化で狭窄した部分はまったく拡張しなかったことがわかりました．全身の血管，とくに静脈が拡張して，心臓に戻ってくる血液量が減少した結果として，心臓の負担が減った（前負荷の減少）ことにニトログリセリンが寄与していたのです．

　その後，生体内の NO がサイクリック GMP などを介して血管の平滑筋を弛緩させることが明らかになりました．そして，ニトログリセリンを生体に投与すると，窒素化合物により体内で代謝され NO になって血管を拡張させることもわかったという話です．

☀ NO の増加により代償機構が破綻する

　敗血症性ショックのように，NO が体内でたくさん産生され高濃度になると，細胞のミトコンドリアを傷害します．その後，NO は ATP*産生を減少させる

---

* ATP：アデノシン三リン酸（adenosine triphosphate）．生体内に広く分布しており，エネルギー放出・貯蔵・物質代謝・合成などの，生命が生きてゆくために不可欠な役割を果たしているヌクレオチド（DNA や RNA の構成単位）のこと．

フリーラジカルである過酸化亜硝酸に転換され，血管内皮傷害をもたらし，細胞への酸素の取り込みが低下します．

それに高循環動態が相まって，動脈血に溶け込んでいる細胞が必要とするだけの酸素量を供給できずに（末梢における酸素摂取率の低下），毛細血管を通過して静脈へと流れてしまいます．この状態を「毛細血管床における動静脈シャント」とよんでいます．

エンドトキシンによる細胞を傷害する種々のメディエータの産生が止まらなければ，細胞は低酸素状態に陥ります．より酸素需要が高まるものの，それに見合った酸素が供給できない状態が持続する悪循環を生じることになります．

臨床的に重要な点は，感染性SIRSからショックに進展悪化する初期の段階（ウォームショック）で，この時期に適切な輸液療法・循環管理を行わないと，予後に大きく影響することです．

この時期は，全身性の炎症により代謝が亢進しており，組織の酸素需要量が増加しています．しかし，末梢血管の過拡張，血管透過性亢進による局所の循環血液量低下，細胞間質液増加による酸素拡散能低下が相まって，組織への酸素供給量が低下しています．酸素需要量に応じなければ，相対的に組織が低酸素となり，末梢組織細胞が好気性代謝から嫌気性代謝へと変化・進行します．そしてCO_2産生が増すとともに，ピルビン酸から乳酸が産生されます．

乳酸は細胞外でH^+（水素イオン）を遊離し，過剰な酸の蓄積により代謝性アシドーシスとなります．今度は，それを代償するために呼吸は促迫となり，呼吸性アルカローシスの状態となることがあります（**図5**）．

このような状態は，生体の代償機構を最大限に発揮していることを意味します．しかし，代償反応もそう長くは続かず，適切な対応を逃すと患者は容易に不可逆的ともいえるコールドショックに陥ってしまいます．

臨床でこのような状態になっている患者と遭遇するのは，救急外来ではなくむしろICUや一般病棟であることが多いと思います．

図5 敗血症性ショックの酸塩基平衡変化

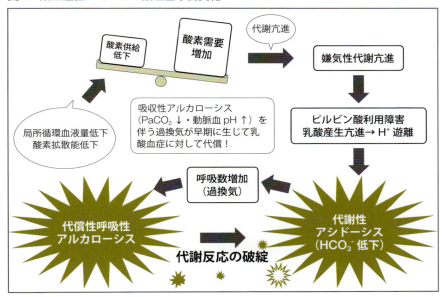

エンドトキシンとは

※ 菌体内の毒素

　さて，ここで**エンドトキシン**についての知識を共有しましょう．エンドトキシン（endotoxin）とは，リポ多糖体（LPS）とよばれるグラム陰性菌の細胞壁成分の1つで，菌体内の毒素のことです．

　この毒素は，菌体が死滅（破壊）されたときに遊離されます．主な生物学的作用は，炎症性のサイトカインを介して，エンドトキシンショック，発熱（外因性発熱物質，パイロジェン），補体の活性化，白血球の活性化，接着分子発現，血管内皮細胞の傷害・障害，DIC，抗体産生の促進などをもたらします．

　生体への刺激因子となる機序は，マクロファージ（単球，p.102参照）などの細胞表面のToll様受容体（TLR）-4に結合し，細胞から種々のサイトカインなどのメディエータが産生されるところにあります．

LPS：lipopolysaccharide，リポ多糖体
TLR：Toll like receptor，Toll様受容体

✺ エンドトキシン検出の方法

　エンドトキシンを検出する方法には，リムルステスト（定性法），トキシカラー法・エンドスペシー法（定量法）があります（ときどき耳にすることがあるかもしれません）．

　リムルステストは，エンドトキシンがあのカブトガニの血液を凝固させることを利用した方法で，ゲル形成の有無によりエンドトキシンの有無を肉眼的に判定する定性法です．

　一方，定量法であるトキシカラー法は，エンドトキシンのみではなく真菌の菌体壁成分である真菌細胞壁（β－グルカン）とも反応するので，グラム陰性菌または真菌の感染スクリーニングに有用です．

　これが陽性の場合に併用して実施するエンドスペシー法では，エンドトキシンのみが反応するので，後者が陰性なら真菌感染が疑われ，両者が陽性の場合はグラム陰性菌感染が疑われることになります．そして，深在性真菌症では，トキシカラー法値からエンドトキシンに特異的であるエンドスペシー法値を差し引くことによって，感染の指標となるわけです（真菌指数）．

✺ エンドトキシンを失活させるのはむずかしい

　エンドトキシンは，免疫機能の低下した患者にとってはかなりやっかいなしろもので，代表的な発熱性物質であり，ほんの微量でも血中に入ると激しい生体反応を引き起こします．

　しかも耐熱性であり，オートクレーブによる滅菌処理程度では失活しません．完全に失活させるには，250℃以上で30分以上の乾熱滅菌が必要だそうです．グラム陰性菌が生息する環境中のあらゆる場所に存在し，菌が死んでも本体のLPSは残存します．

✺ ブドウ球菌などが産生するエンテロトキシン

　もう1つ，エンテロトキシン（enterotoxin）という毒素についても触れておきます．

　これは臨床で頻繁に遭遇するメチシリン耐性黄色ブドウ球菌（MRSA）でお馴染みのブドウ球菌の持つ毒素です．エンテロトキシンは外毒素で，ブドウ球菌以外にも，サルモネラ菌，ウェルシュ菌，セレウス菌なども産生するタンパ

MRSA：*methicilin-resistant staphylococcus aureus*，メチシリン耐性黄色ブドウ球菌

ク質を主成分としています．

　エンテロトキシンは，ブドウ球菌などが産生する耐熱性のものと，ほかの細菌が産生する易熱性のものがあります．エンテロトキシンは酸に強いので，胃酸でも消化されない場合があり，胃や小腸から吸収され，嘔吐などの異常な消化器症状を引き起こします．

　さらに，耐熱性の性質があるものは，100℃30分間の加熱処理でも破壊されないようです．したがって，エンテロトキシンに汚染された食品は，加熱しても安全に食べることができません．

> **言葉メモ**
>
> ### エンドトキシンとエキソトキシン
>
> 　ここで，もう1つ．
>
> 　エンドトキシン（内毒素）は，菌の死滅によって遊離します．これに対して，細菌が生育中に産生する毒素（タンパク質を主成分）は，エキソトキシン（外毒素：exotoxin）とよばれます．
>
> 　エキソトキシンは，グラム陰性，グラム陽性のいずれの細菌も保有しています．グラム陽性菌の産生するエキソトキシンは，細菌の増殖中に菌体の外に分泌されます．
>
> 　しかし，グラム陰性菌の産生するエキソトキシンは，細菌生育中は菌体内に保持され，細菌死後に溶菌することによって放出されるといわれています．

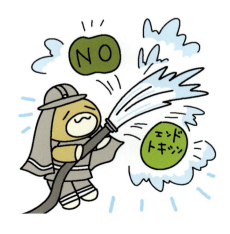

敗血症性ショックに対する治療

✺ 早期の治療開始が救命率の向上に

　敗血症性ショックに対する治療としては，これまで幾多の方法が提唱されてきましたが，満足しうるものはなかったと言っても過言ではないと思います．近年では，アメリカとヨーロッパの集中治療医学会が合同で敗血症のガイドラインを策定し，それがわが国でも取り入れられ（SSCG），また，わが国の日本集中治療医学会からも発表されました（2012，一部改訂 2013：日本集中治療医学会雑誌，20：124-173，2013）．

　治療の結論は，菌血症やエンドトキシン血症でなくても，SIRSなどの全身状態の変化から早期に疑って治療を開始することが救命率の向上につながる，ということです．早期に疑いを証明するために活用されるバイオマーカーは，CRP，IL-6，カルシトニンの前駆体であるプロカルシトニン（PCT）がある程度有用とされていますが，現時点では診断を確実にできるようなバイオマーカーはないようです．

　PCTは，欧米に続きわが国でも2006年から保険適用になりましたが，術後や外傷など非感染性の炎症の際にも上昇することが知られており，その評価は一定していないのが現状です．同様にCRP，IL-6は感染以外の侵襲でも上昇するため，特異度に欠けることになります．こんなことが敗血症・敗血症性ショックの治療の困難要因なのですね．

✺ コールドショックは治療法が確立していない

　現時点では，ウォームショック相ではある程度エビデンスが確立された治療法がありますが，コールドショック相に対しては，残念ながら確立した治療法は存在していないのが実情です．したがって，現段階における治療の考え方は，血管内皮細胞傷害が進行してしまう6時間以内に適切な治療を行い，できるだけ早く全身状態の安定化をはかることが最も重要となります．しかし，DICなどの合併症が出現しているケースでは，血管内皮細胞傷害がかなり進展し，コールドショックへの道をすでに辿り始めているといえます．

CRP：C-reactive protein，C反応性タンパク
IL：interleukin，インターロイキン
PCT：procalcitonin，プロカルシトニン，カルシトニンの前駆体
DIC：disseminated intravascular coagulation，播種性血管内凝固症候群
EGDT：early goal-directed therapy，早期目標指向療法

6時間以内を目標にする治療は，EGDT（早期目標指向療法）とよばれ，輸液と昇圧薬をいかに適切に投与するかが鍵になっています．

敗血症性ショックの場合，血圧低下の有無にかかわらず，乳酸値の上昇や代謝性アシドーシスの進行，中心静脈血酸素飽和度（$ScvO_2$）の低下（< 70%）を認めた場合には，ただちに治療の開始が必要です．

※ エンドトキシンを血液から除去させる治療法

臨床では，エンドトキシンが生体の健康障害の原因となっているような場合には，血液をエンドトキシン吸着カラムに通してエンドトキシンを除去することにより，全身状態を改善させる治療法があります．

これは，エンドトキシンを高率に吸着するポリミキシンBを固定化した線維をカラムに充填させた方法です．急性肺障害，間質性肺炎などの急性増悪したケースに対して，エンドトキシン吸着を行うことにより，酸素化能の改善に至ったという報告もあります．

アナフィラキシーショック（anaphylactic shock）

※ 化学伝達物質の放出によるショック

アナフィラキシー（anaphylaxis）とは，「無防備状態」を意味しており，予防（prophylaxis）の反意語です．

薬物や食物など，さまざまな抗原によって感作された生体が再びその抗原にさらされたとき，抗原は肥満細胞や好塩基球に固着した抗体と反応します．人間の場合は，IgE抗体とほかのアナフィラトキシン（anaphylatoxin）の反応が関与しています．肥満細胞はヒスタミンやほかの媒介物質（メディエータ）を遊離（脱顆粒）し，これを介して抗原抗体反応が生じます．

アナフィラトキシンは，抗原抗体複合体が進入した異物に対して連鎖反応を起こし，活性化したC3～C5補体（complement）とIgEとが反応することによって，アナフィラキシーを引き起こす原因物質です．この反応の結果，これらの細胞から脱顆粒によってヒスタミンなどの化学伝達物質（ケミカルメディエータ）が放出され，短時間のうちにアナフィラキシーショックとよばれる急激な症状を引き起こします．

✹ アナフィラキシーショックの症状

　症状は，抗原抗体反応により，炎症反応と同様に血管拡張，血管透過性亢進をきたします．最初はかゆみ，口内異常感，口唇のしびれ，のどが詰まった感じなどから始まり（初期症状），まぶたや顔のむくみの出現，息苦しさなどが出現します．進行すると，主に静脈系が著しく拡張し，相対的循環血液量減少に陥りショックへと進む病態です．また，とくに重要な合併症は，急激な血管透過性亢進によって生じる喉頭浮腫に起因する気道閉塞です．

　アナフィラキシーショックは，二峰性（二相性）の経過をとることもありますので，**初期反応後少なくとも 12 ～ 24 時間は経過観察が必要**です（厳重注意！）．一度症状が治まった後に再度症状が現れ，その症状が治まった後に再び症状が出現することがあります．1 ～ 8 時間後のことが多いですが，78 時間後の場合もあり，アナフィラキシー症例の数％にみられるようです．症状の強さは，最初の症状より弱いことも，同等のことも，強いこともあり，死亡例もあります．

✹ ショック時の対応

　治療は，気道確保，酸素吸入，エピネフリン（ボスミン）0.3 mg（1 回量）の筋肉注射が行われます．実際には，ボスミン® 1 アンプル 1mL（1mg）＋生理食塩液 9mL= トータル 10mL に希釈して，初回量 3mL を筋肉注射します．

　筋肉注射を選択する理由は，静脈路を確保していない場合も多く，皮下注射よりも吸収が速いからです．また，ステロイドよりもボスミン®を優先する理由は，ステロイドは作用開始時間がボスミン®よりも圧倒的に遅いからです．しかし，遷延性や二峰性の後半の反応を予防するために，ステロイドを用いることはあります．

　最も重要なポイントは，喉頭浮腫に起因する気道閉塞です．呼吸困難に至ると致死的な状態となるので，1 分 1 秒を争う迅速な対応が必要となります．

ちょっと応用

サバを食べたとき

　サバを食べた場合にアナフィラキシーのような症状を示す場合もあります．しかし，サバはヒスタミンを多分に含んでおり，生体内の肥満細胞を介するものではないので，抗ヒスタミン薬やステロイドで十分なことが多いようです．

神経(原)性ショック(neurogenic shock)

　上位胸椎より高位の脊髄損傷によるショックで，自律神経系失調によって引き起こされた末梢血管弛緩による血圧低下血液分布異常性ショック(distributive shock)です．

　症状は，血圧低下，徐脈で，四肢末梢の皮膚は温かく乾燥していることが多いと思います．外傷に伴うショックで，診断はまず出血性ショックを否定することが前提となります．

　治療は，輸液の効果は少なく，血管収縮薬が有効です．徐脈がみられる場合は副交感神経遮断薬であるアトロピンが用いられます．多くの場合，血圧低下は24～48時間で回復します．

> 言葉メモ
>
> **脊髄ショック**
>
> 　しばしば混乱して用いられる脊髄ショック(spinal shock)は，横断性の脊髄損傷に伴う神経症状を指します．傷害レベル以下の筋トーヌスの低下する弛緩性麻痺，感覚脱失，尿閉からなるものです．脊髄反射である深部腱反射，表在反射ともに一過性に消失しますが，消失した脊髄反射は数週間後から徐々に回復し，筋トーヌスも亢進し，痙性麻痺に移行します．

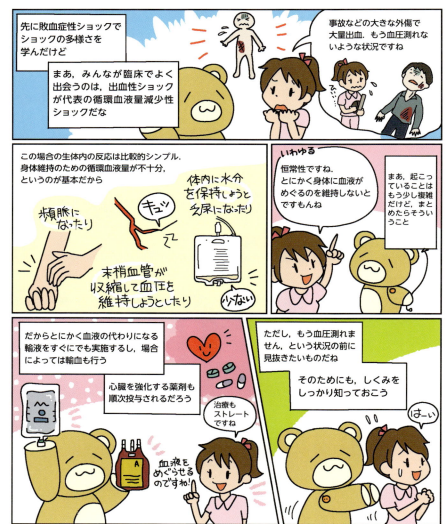

―循環血液量減少性ショック(oligemic shock)―

出血性ショック(hemorrhagic shock)

✳ 血圧を低下させるほどの出血によるショック

　循環血液量が直接的に減少した結果，心室に還流する血液量が低下し，心室の左室拡張終末期圧（LVEDP）低下，心室充満圧低下が起こりショック状態になる，ショックの中で最もポピュラーな病態です．つまりこのショックは，血圧を低下させるほどの出血・失血などによる循環血液量減少（前負荷の低下）が起こっているということです．

　循環血液量が減少してゆくということは，心室を充満するだけの体液が減少することを意味します．そのため心拍出量が低下し，血圧も低下することになります．そこで，その代償反応として，生体は交感神経を刺激してカテコールアミンの分泌を亢進させて，心臓の収縮力増大，心拍数増加，末梢血管の収縮・抵抗増大をはかっています．また，末梢組織では血流量が減じることによって，腎血流も低下して尿量が低下します．

　このような血行動態・体液調節の代償機構は，出血性ショックに特有ではありませんが，循環血液量減少と血圧低下が著しいショック状態では，**図6**のような体液動態の一連の生体反応が起こります．

　出血性ショックの場合は，この一連の生体反応に加えて，特有の細胞外液代償機構がはたらきます．

✳ 血液との関係

　出血によって血管内の体液が減少ししばらくすると，血管外の細胞外液が血管内との浸透圧の均衡を保とうとして，組織間液（ISF）の一部が血管内に移動を始めます．血液検査のデータから観察できることは，出血性ショックの初期は，血球と血漿が同時に失われるのでヘマトクリットの低下はみられませんが，血管内への組織間液の移動が生じたとき，ヘマトクリットが相対的に低下する特徴があります．しかし，この代償機構は長く続くわけではなく，出血性ショックの遷延は，組織の低酸素と血液の酸性化の道を辿ることになります．

LVEDP：left ventricular end-diastolic pressure，左室拡張終末期圧
ISF：interstitial fluid，組織間液

図6 ショックと体液・電解質の代償機構

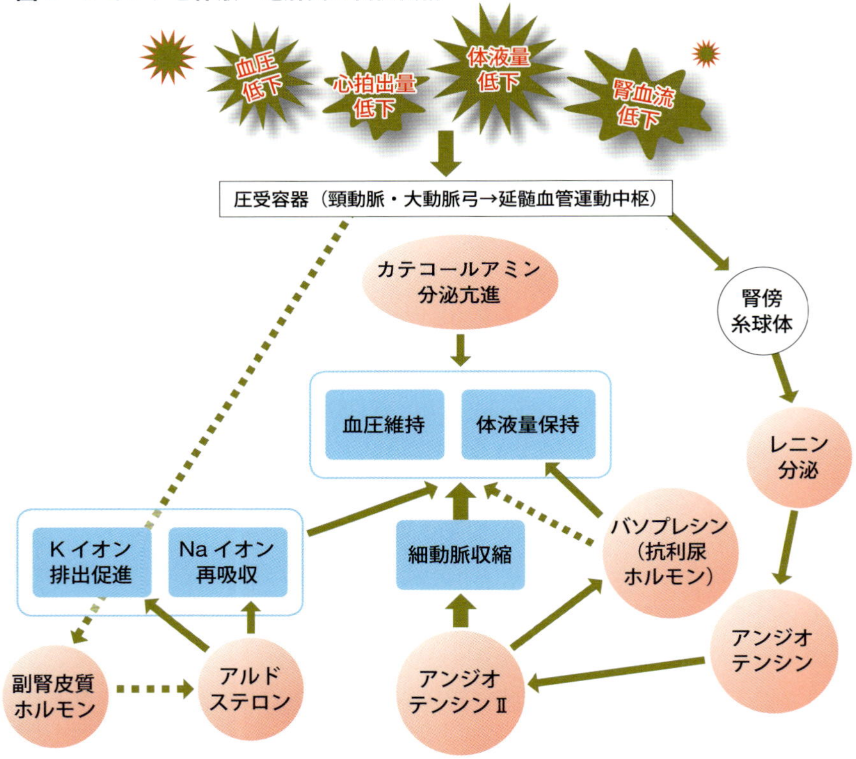

出血性ショックでは，出血が起きたからといって，すぐさま著しい血圧低下をきたし，ショックに陥るケースばかりではありません．生体は，1,000 mL以内程度の出血であれば，循環血液量が減少しても，末梢血管を収縮することによって末梢血管抵抗を上昇させ，血圧を維持する機構がはたらきます．

※ ショック指数と臨床症状

表5に，出血量とショックの関係を表したショック指数を示します．出血性ショックや熱傷ショックなど，循環血液量が減少したショックに用いる重症度判定のための指数で，心拍数を収縮期血圧で除して（心拍数/収縮期血圧）算出します．正常は0.5以下，軽症は0.5〜1.0，中等症は1.0〜1.5，重症は1.5〜2.0，最重症は2.0以上とされています．指数が1.0で約1,000 mLの出血量

表5 ショック指数

ショック指数 = 心拍数 / 収縮期血圧

ショック指数	0.5	1.0	1.5	2.0
脈拍数（/分）	60	100	120	120
収縮期血圧（mmHg）	120	100	80	60
出血量（%）	0	10-30	30-50	50-70

文献3）より引用，一部改変

があると推定できます．

　吐血であれば，たとえ血圧が低下していても嘔吐反射（迷走神経反射）により徐脈になることもあります．しかし，通常は交感神経の緊張が起こり，心拍数を増加させて組織への酸素運搬を正常化しようとしています．つまり，定量的計測から得られたバイタルサインからは，一見日常となんら変わりのないように判断してしまうこともあります．

　そこで，見逃してはならないのが眼瞼結膜と顔色の変化です．末梢血管の収縮時は，顔色が白っぽく（蒼白）なることが多いですね．それとともに重要なもう1つのサインは，会話でチェックできる精神的不安の発現や軽いめまい，軽度の冷汗などです．

体液喪失性ショック(fluid depletion shock)

❋ 代表は熱傷ショック

　熱傷受傷初期は，局所からヒスタミンをはじめとする種々の炎症性メディエータが産生されます．そして受傷直後から損傷部とその辺縁組織の毛細血管の透過性は亢進し（6〜8時間後をピークに12時間程度後に正常化する），血漿成分（ナトリウム，タンパク質成分）が血管外へ移行します（非機能的細胞外液の貯留＝浮腫）．

　第Ⅱ度熱傷以上が広範囲（20〜30％以上 BSA）に及ぶと，熱傷を受傷した局所（創部）の変化だけではなく，創部を中心に全身性の反応が起こり，重症化すると熱傷ショックに陥ってしまいます．

BSA：body surface area，体表面積

熱傷ショックは，体液喪失性ショック（fluid depletion shock）で，循環血液量減少性ショック（oligemic shock）に分類され，いわゆる低容量性ショック（hypovolemic shock）と解されます．同類の oligemic shock である出血性ショック（hemorrhagic shock）と違い，受傷直後に起こる異常な血液濃縮と末梢血管収縮による全身血管抵抗の著しい上昇が特徴的です．また，気道熱傷が併存すれば重度の呼吸障害が加わることになり，その予後はきわめて不良となります．

※ 体液喪失性ショックの対応と経過

　熱傷ショックは，血球成分以外の血管内体液の減少による低心拍出量と急性腎不全（AKI）の回避を主目的に，乳酸加リンゲル液による大量の輸液投与（Parkland 方式）が必要となります．血管透過性亢進変化が消褪し，適正尿量も得られ急性腎不全を合併することなくショック期を離脱したら（受傷 24 〜 48 時間後），非機能的細胞外液である大量の浮腫液がリンパ管を介して循環系に戻り（refilling 現象），大量の利尿が起こります（利尿期）．

　この時期に急激な refilling（再分配）が生じると，over volume となり，容易に肺うっ血，心不全，肺水腫を合併することもあります．また，Low cardiac output のショック相から離脱すると，徐々に基礎代謝量が著しく亢進し，それに伴い心拍出量が約 1.5 〜 2 倍近くにも達することが特徴です（hyperdynamic state：高循環動態，hypermetabolism：代謝亢進）．

─心原性ショック（cardiogenic shock）─

※ 心筋梗塞などで生じる

　心原性ショックは，急性心筋梗塞，僧帽弁閉鎖不全（重症型），あるいは重症不整脈などの場合に起こるショックです．急激に心臓のポンプ機能不全に陥った場合に起こりうる病態で，とくに左室ポンプ機能を喪失することで，高度の急性循環不全をきたします．

　代表的な疾患は急性心筋梗塞です．左室の急性心筋梗塞では心筋の虚血によって，左室の心臓のポンプ機能が低下，すなわち左心室の駆出率（EF）が低下します．駆出力が低下した場合，心拍出量（CO）の低下が起こります．

AKI：acute kidney injury，急性腎不全
EF：ejection fraction，左室の駆出率　　　CO：cardiac output，心拍出量

第1章 ショックと侵襲

❇ 心原性ショックの経過

　CO低下の進行とともに大動脈圧は低下します．その結果，冠動脈の還流圧も低下し，さらに心筋の虚血が拡大します．また，COの低下によってさまざまな代償機構がはたらきます．

　とくに重要なのは，交感神経が過度に緊張することによって内因性カテコールアミン（アドレナリン，ノルアドレナリン）の分泌亢進が起こることです．アドレナリンは心収縮力の増大と心拍数増加を，ノルアドレナリンは抵抗血管である細動脈を収縮させ，CO低下と血圧低下を食い止めようとします．

　しかし，細動脈の収縮は後負荷を増大させるため，左室の駆出にとってはマイナスとなってしまいます．また，COの低下がさらに持続すると，前負荷までを増大させます．これは，左室拡張終末期圧（LVEDP）の上昇を意味し，肺動脈カテーテル（Swan-Ganzカテーテル）によってLVEDPを反映している肺動脈楔入圧（PCWP）が上昇します．

　この現象は，左房圧－肺静脈圧の上昇を意味しています．35mmHg以上の過度の上昇は，血管内の体液を漏出させ，心原性の肺水腫にまで進展悪化する可能性が高くなります．左心機能の低下が遷延化すると，時間の経過とともに静水圧である中心静脈圧（CVP）も上昇します．

ちょっと応用

CVPは実測値ではない

　中心静脈圧は右心系機能やうっ血性心不全の状態の把握，ショック時の状態や治療に対する反応をみるために測定されます．しかし，CVPは容量血管中の静脈圧（静水圧）を測定したもので，圧から容量を推測しているにすぎません．

　成人の体の60％は水分です．水分は細胞内液と細胞外液に分けられ，細胞内液は60％のうちの40％で，細胞外液は残りの20％です．この細胞外液をさらに区分すると血漿が5％，組織間液（間質液）が15％となります．ということは，水分：血漿は60：5で，1/12が血漿です．

　つまり，CVPは胸腔内の圧力を静水圧で推測していることになります．たとえば，生体内の水分が足りている，足りていないなどを狭い範囲の測定値をみながら推察しているのです．ある意味，非常に頼りない値だともいえます．一刻も早く，実測値（スキャンニング，スクリーニング）がデータで出てくると，輸液管理はきっと今よりは平易になりますね．

LVEDP：left ventricular end-diastolic pressure，左室拡張終末期圧
PCWP：pulmonary capillary wedge pressure，肺動脈楔入圧（はいどうみゃくせつにゅうあつ）
CVP：central venous pressure，中心静脈圧

※ 心原性ショックの重症度評価

　一方，COの低下と細動脈の収縮は，末梢組織の血流と酸素運搬を阻害することになり，尿量は低下します．組織では低酸素症となり，血液は酸性に傾いています（アシドーシス）．

　心原性ショックと心外閉塞性ショックの重症度の評価は，Swan-Ganzカテーテルから得られるデータに基づいた「フォレスター分類」が用いられます（**図7**）．これは，縦軸の心係数（CI），横軸の肺動脈楔入圧（PCWP）からなり，正常から心原性ショックまでの4つのサブセットに分類されます．患者の状態がどのサブセットに該当するかで，治療法も異なります．

※ 起坐呼吸は進行のサイン

　代償しきれない左心不全では，一般に肺うっ血からの呼吸困難感，咳嗽，血痰が認められ，短時間に血圧が低下してショック状態となります．しかし，病態が比較的徐々に進行してゆく場合には，左心不全であれ右心不全であれ，静水圧が上昇してうっ血状態となります．

　その際，程度の差はありますが，患者は呼吸困難感を覚えます．肺うっ血の前兆はやはり起坐呼吸が一般的です．患者はうっ血状態をすこしでも軽減するために，静水圧を低下させようとして起坐位をとることがあります（**図8**）．

　したがって，患者が仰向けより起坐位でいたほうが何となく呼吸が楽であるような変化がみられた場合や，妙に咳き込むことが多くなったときには要注意です．そんなときは，ただちに呼吸音と呼吸回数をチェックすることが重要です．

　また，末梢循環不全の症状として冷汗がみられる場合もあります．意外と重要なのが爪部圧迫による末梢血管再充填時間（CRT，キャピラリー・リフィリング・タイム）です（**図9**）．爪床を5秒間圧迫し，2秒以内に再充填すれば正常という循環状態の評価法です．

　爪床が圧迫困難な場合は，「手背部」「足底部」や「前額部」も使用します．3秒以上遷延するのであれば，なんらかの循環障害が起こっている可能性がきわめて高いことが予想されます．

　そのほか，循環不全によりうっ血が生じ，それが消化管にも及んだ場合には，消化管浮腫が起こり，悪心などの迷走神経反射を主とする消化器症状を伴うこともあります．

CI：cardiac index
CRT：capillary refilling time，末梢血管再充填時間

図7 フォレスター分類と心原性ショック

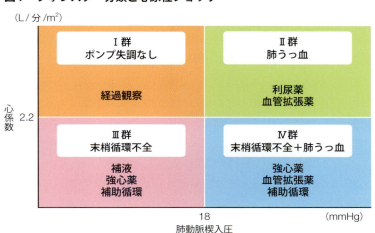

図8 うっ血性心不全と呼吸困難

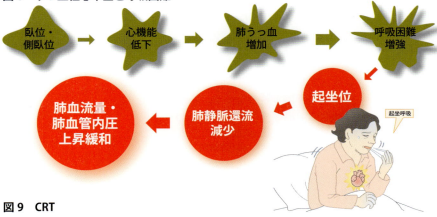

図9 CRT

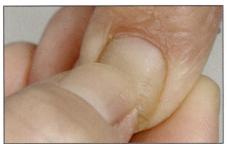

―心外閉塞・拘束性ショック
（extracardiac obstructive shock）―

　心外閉塞・拘束性ショックは，心タンポナーデ，自然気胸，肺塞栓，重度の心外膜炎などに伴い発生するショックです．心臓の周辺で器質的，あるいは機能的に障害が起こり，心拍出量が十分に得られない状況により起こります．

ショックと呼吸系の変化

　先に述べたアナフィラキシーショック以外のショックでは，急激に呼吸不全状態になることは少ないでしょう．しかし，心拍出量が低下し組織への酸素供給が急激に障害された場合には，それを反映して最終的に PaO_2 は低下します（PaO_2 が60Torrから低下する速度は急激です）．

　一方，$PaCO_2$ は，ショックの初期の段階は変わらないか，また，むしろ一過性に低下し，その後に上昇してゆくことが多いです．

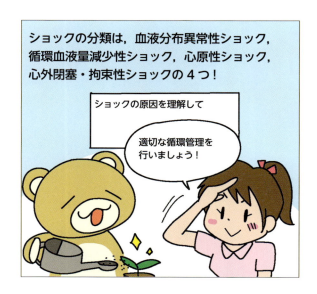

第 1 章 ショックと侵襲

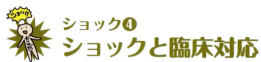

ショック④
ショックと臨床対応

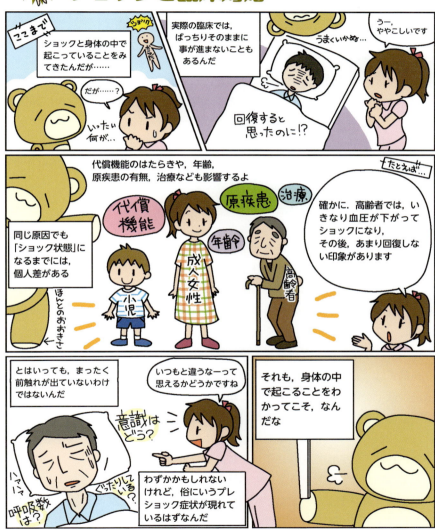

→次は p.58

スローに進行するショック

✺ プレショック

　通常，ショックは急激に発症するからショックなのですが，臨床的にはショックまでには至らないものの，それが進行するとショックに陥ってしまう状態，いわゆるプレショックとよんでいる状態があります．このプレショックも急激に起こる場合が多いですが，なかには緩徐（緩舒）に進行することもあります．

　たとえば，少量の出血がゆっくりと進行しているとき，あたかも正常であるかのように代償機構がはたらいています．病態にもよりますが，徐々に脈拍数増加，血圧低下（脈圧の狭小化），呼吸数上昇，末梢冷感・冷汗，ふだんとは異なる精神状態・会話などが出現してくるケースと，まったくそうではないケースがあります．前者では，注意深い観察でそれを察知できる可能性があります．しかし，後者では察知することはむずかしいことが多いです．

✺ 高齢者の非典型的症状

　とくに高齢者などでは，後者のケースが比較的多くみられます．高齢者は基本的にストレスへの抵抗力およびホメオスタシス機能が低下している反面，発症の時期，病因，進行の機序が不明，あるいは多元的です．また，疾病に対する局所的・全身反応が若年者のそれとは異なり，明瞭ではないことのほうが多いでしょう．そのうえ，自覚症状もきわめて乏しいという特徴があります．その結果，症状が見過ごされることや，重症化や合併症も少なくありません．

　高齢者は，若年者と比べると細胞外液量に大きな低下はないですが，細胞内液量の低下が優位となります．したがって，**全体的には日常的に細胞内脱水の傾向**にあります．また，腎機能や心肺機能も低下しているため，尿の濃縮能も低く，尿量も少なめで，循環血液量の減少に対してもすぐに心拍数を増加させるなど神経反応も鈍くなります．さらに知覚鈍麻であることも多く，痛みの発現も緩やかになってしまうこともあります．

　このような特徴から，出血が起こっていても顕在化しにくく，感染を起こしても体温が上昇するとは限らず，むしろ体温が低下してしまうこともあります．SIRS の診断基準で低体温に当てはまることも少なくありません．

急変やショックが起こる可能性がある場面

　急変が起こる可能性を常に念頭に置かなければならないケースがいくつかあります．たとえば，痛みがあって鎮痛薬を投与している場合，循環血液量減少に対して相応の輸液やタンパク質製剤を投与している場合，循環血液量の減少にも関係しますが，血圧の低下に対して昇圧薬を投与している場合，尿量を確保するために利尿薬を投与している場合など，幾多にものぼります．

　これらのケースでは，実はショックに陥るかもしれない病態が進行しているのに，治療やケアがショックにならないようにしているので，進行を修飾しながらマスクしていることもあります．したがって，治療やケアによって患者がどのように変化をしているかの適切な評価が不可欠です．

ショックの知識から急変の前触れサインの発見に

　ショックのように，急性的に全身性の循環障害をきたす場合でも，生体は何かしらの前触れとしてのサインを発しています．その微かなサインを見逃さない「経験」と「知」が，急変を回避，あるいは可及的すみやかな急変への対応に結びつくでしょう．

　ショックについて深く知ることは，患者に忍び寄る侵襲と，患者が細胞レベルから訴えている異常を一早く察知できる手がかりになるはずです．

ショックにおける治療原則

ショック治療3原則

　ショックに対する治療の原則[4]と輸液を中心とした薬剤の一般的な選択を**表6**に示しました．

　―原則1―

　頻脈（tachycardia，タキカルディア）や徐脈に基づく低血圧には，輸液や昇圧薬を使用する前に，頻脈や徐脈を制御するための治療が優先されます．つまり，血管内脱水が起こっているかどうかがわからない状態での輸液処置は尚早で，まずは頻脈，徐脈を制御することが重要となります．

　―原則2―

　循環血液量減少性の低血圧時は，昇圧薬よりも輸液が優先されます．こ

表6　各種ショック時の輸液/薬剤

出血性ショック	・細胞外液製剤（乳酸リンゲル液・酢酸リンゲル液） ・代用血漿剤（ヘスパンダー®・低分子デキストラン） ・血漿製剤（加熱人血漿・新鮮凍結血漿）
心原性ショック	・フォレスターⅢ（硫酸リンゲル液＋ドブタミン・ドパミン） ・フォレスターⅣ（利尿薬・血管拡張薬・ドブタミン・ドパミン）
敗血症性ショック	・細胞外液製剤（乳酸加リンゲル液） ・ドパミン・ノルアドレナリン
アナフィラキシーショック	・エピネフリン ・ステロイド・抗ヒスタミン薬
神経原性ショック	・細胞外液製剤（乳酸リンゲル液・酢酸リンゲル液） ・硫酸アトロピン・イソプロテレノール

の場合，細胞外液を使用します．代謝経路は違いますが，乳酸リンゲル液であるラクテックD®や酢酸リンゲル液のヴィーン®F注などです．

ただし，生理食塩液も含めて，1週間などという長期投与は禁忌です．たとえば肝機能が低下している患者は，体内に乳酸の蓄積が起こり（体内の酸性化），代謝性アシドーシスを生じてしまいます．たとえば，大量の下痢が続くと代謝性アシドーシスに陥り，嘔吐が継続すると代謝性アルカローシスになります．これらは，アニオン・ギャップ（anion gap）をみることで理解することができます．

—原則3—

循環血液量が正常な心ポンプ障害時（たとえば心筋梗塞）には，過剰な輸液は避け，輸液血管収縮薬，昇圧薬で対処します．なぜなら，心不全の状態で輸液を行うと，水分をドレナージできないため輸液負荷の状態になり，心不全の悪化，肺うっ血をきたすからです．

ちなみに，過剰な輸液はオーバーローディングといいます．したがって，まず強心薬のドブタミン塩酸塩（dobutamine）やドパミン塩酸塩（dopamine）など心臓をサポートする薬剤を投与することを優先させます．

〈引用・参考文献〉
1）小川道雄ほか：侵襲に対する生体反応とサイトカイン．外科治療，67：574-581，1992．
2）Moore FD：The metabolic care of the surgical patient. Saunders, Philadelphia, 1959.
3）小林国男：侵襲と生体反応．標準救急医学，1(2)：16-25，1994．
4）小川道雄：侵襲に対する生体反応と臓器障害．1(1)：106，2004．

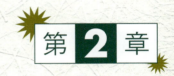

侵襲のトライアングル

神経系・内分泌系

2 侵襲のトライアングル 神経系・内分泌系

侵襲を知らせるセンサーがあちこちにある

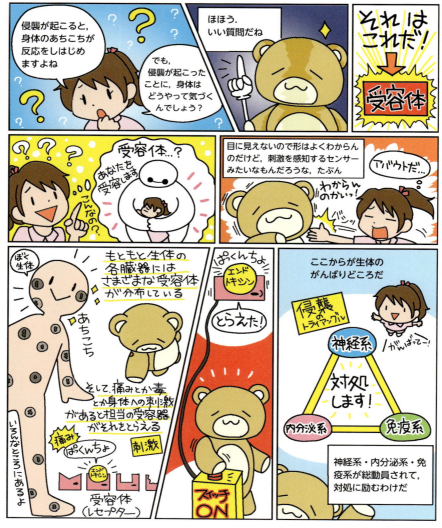

第2章 侵襲のトライアングル 神経系・内分泌系

　第1章では,「ショック」という侵襲レベルが非常に高いとされるダイナミックな急性全身性循環障害の病態特性について学びました.次は,ショックの結果生じる,生体の神経系・内分泌系・免疫系システムによる侵襲のトライアングルについて概説します.

侵襲は,生体のどこで感知する？

✳ 生体には侵襲刺激を感知する場所がある！

　生体に加わる侵襲には,局所損傷による痛み（疼痛）をはじめとした炎症,循環血液量の減少による血圧低下,低血糖,体温の変化,細菌毒素,不安や恐怖などがあります（表1）.では,これらの侵襲は,どのようなプロセスで体内を伝わっていくのでしょうか.

　侵襲の種類や程度によって違いはありますが,生体にはそれぞれの侵襲刺激を感知する受容器があります.そこが侵襲による"変化"のスタート地点になります.

表1　生体に加わる侵襲

- 炎症（局所損傷による痛み,疼痛）
- 血圧低下（循環血液量の減少による）
- 低血糖
- 体温変化
- 細菌毒素
- 不安,恐怖　など

✳ 痛み刺激を感知する侵害受容器

　外科的手術などの組織損傷が生体に加わると,それが侵害刺激となり痛みが発生します.これを侵害受容性疼痛といいます.侵害受容性疼痛は,外部または内部から侵害刺激によって侵害受容器が興奮したときに生じます.

　侵害受容器は,全身に分布する自由神経終末に備わっており,痛み刺激に敏感に反応します.痛み刺激は,末梢の神経末端から脊髄神経,延髄,大脳皮質,視床下部に伝えられ,痛みとして認識されます.

　この痛み刺激は,視床下部の交感神経中枢を介して,最終的に副腎髄質を刺

激します．そして，ストレスホルモンといわれる内因性カテコールアミン（catecholamine）であるアドレナリン（エピネフリン）を分泌させます．ちなみに，もう1つのカテコールアミンであるノルアドレナリンは副腎髄質からの分泌はわずかで，多くは交感神経の末端から分泌されます．

痛み刺激はさらに視床下部から脳下垂体に作用し，副腎皮質刺激ホルモン（ACTH）を放出し，副腎皮質に作用して副腎皮質ステロイドホルモン（コルチコステロイド）を産生します．

痛み刺激の影響はこれだけでなく，損傷組織やほかの周辺組織，免疫炎症細胞（好中球，マクロファージ）などから，ブラジキニン，プロスタグランジン，セロトニン，ヒスタミン，ロイコトリエン，炎症性サイトカイン（IL-1，IL-6，IL-8，TNF-αなど）など内因性発痛物質といわれるケミカルメディエータを遊離，産生させ，その結果，発痛作用をもたらします．これらの産生物には，発痛作用以外に，血管拡張や血管透過性亢進＊の主因として，炎症反応に強く関与しているものがあります．さらには凝固線溶系にも強い影響を与えています．

> **言葉メモ**
>
> **カテコールアミン**
>
> カテコールアミンは，モノアミンという神経伝達物質（ほかにアセチルコリン，アミノ酸，プリン誘導体，ペプチド）です．モノアミンは，セロトニン，ヒスタミン，ドパミン，アドレナリン，ノルアドレナリンなどが含まれます．このうち，ドパミン，アドレナリン，ノルアドレナリンはカテコール基を持つためにカテコールアミンとよばれます．
>
> ちなみに，アドレナリン（adrenaline）とノルアドレナリン（nor-adrenaline）は英名で，エピネフリン（epinephrine），ノルエピネフリン（nor-epinephrine）は米名となります．

＊血管透過性亢進：vascular hyperpermeability だが，厳密には，毛細血管透過性亢進なので capillary hyperpermeability となる．
ACTH：adrenocorticotropic hormone，副腎皮質刺激ホルモン

言葉メモ

アドレナリン受容体

アドレナリン受容体とは，ノルアドレナリン・アドレナリン受容体の総称です．この受容体は，α1，α2，β1，β2，β3というα受容体とβ受容体を持っています．その作用は，表2に示すものが主たるものです．

アドレナリンとノルアドレナリンの分布は，両者ともに副腎髄質です．その比率は約8：2で，ノルアドレナリンのほとんどは交感神経の末端から分泌されます (p.79参照)．

表2 アドレナリン受容体の作用

受容体	作用
α1	血管収縮，瞳孔散大，立毛，前立腺収縮などに関与
α2	膵臓β細胞抑制，血小板凝固能亢進（血小板凝集），神経興奮，血管平滑筋収縮，脂肪分解抑制のほか，さまざまな神経系作用に関与
β1	心収縮力増大，子宮平滑筋弛緩，脂肪分解活性化に関与
β2	気管支，血管，心臓のペースメーカ部位に存在し，気管支平滑筋の拡張，血管平滑筋の拡張（筋肉と肝臓），子宮の平滑筋等，各種平滑筋の弛緩，糖代謝活性化に関与
β3	脂肪細胞，消化管，肝臓や骨格筋に存在し，脂肪酸化促進，脂肪分解促進に関与

※ 循環変動を感知する高圧受容体，低圧受容体

生体には圧受容体があり，高圧受容体と低圧受容体（容量受容体ともいう）により構成されています．それぞれは，動脈圧受容体反射と心肺圧受容体による血圧変化に反応することで循環変動を感知します．

―高圧受容体のはたらき―

高圧受容体は，高圧循環系として頸動脈と大動脈弓部付近にあります．また，低圧受容体は，低圧循環系として大静脈―右心房の接合部と肺動静

脈—左心房の接合部に加え，腎（傍糸球体装置の輸入細動脈）にも存在しています．

これらの受容体は伸展刺激によって，交感神経系の抑制，副交感神経系（迷走神経系）の緊張を引き起こします．たとえば，血圧上昇時や循環血液量増加時には，交感神経系が抑制され副交感神経系が緊張する，という具合です．もちろん，血圧低下時，循環血液量減少時には，交感神経系は緊張し，副交感神経系は抑制されます．

もうすこし噛み砕くと以下のようになります．圧受容体が血圧の急激な低下を感知したら，心臓のはたらきを支配している交感神経を興奮させ，心臓ががんばるように仕向けます．一方，副交感神経は抑制されるので，その結果，心拍数，心収縮力は増加し，心拍出量の増大を得ることになります．それと同時に，交感神経の興奮は血管収縮性も高めるので，末梢血管抵抗を増大させ，血圧の上昇が期待できます．なお，このときに心拍数が上昇することを，反射性頻脈とよびます．

—低圧受容体のはたらき—

さらに低圧受容体（容量受容体，張力受容体，心肺圧受容体ともいう）のはたらきを細かくみてみましょう．

出血による血液の喪失など，なんらかの理由で心臓に流入する血液量が減少すれば，心房などの張力が低下します．すると，反射的に腸管領域の毛細管の前後が血管収縮を起こすようになります．血管が収縮すれば血管抵抗が増加するので，今度は中心静脈への血液還流量が増加し，血流量を回復させようとします．同時に低圧受容体は，脳下垂体後葉から分泌される抗利尿ホルモン（ADH）の分泌を促進し，利尿を抑制して細胞外液量（循環血液量）を増加させます．

低圧受容体は腎にもありますが，腎糸球体内圧の低下（血圧が 60 〜 70 mmHg 以下）を感知したときに，水・電解質の調節と血圧の調節をします．両者を両立できない場合は，水・電解質調節（血清電解質濃度の維持）を優先します．さらに，視床下部にある浸透圧受容器が，血漿浸透圧の変動を感知しています．浸透圧が高いと，口渇による飲水行動や ADH を放出し，浸透圧が低いと，ADH の放出を抑制，分解促進をします．

ADH：antidiuretic hormone, 抗利尿ホルモン, バソプレシン

❊ 呼吸変動を感知する化学受容体

循環だけでなく呼吸でも，体液中の酸素・二酸化炭素などを一定範囲内に保つために換気活動を制御する化学受容体があります．

換気量の制御は，高圧受容体のある大動脈，総頸動脈に隣接して存在する直径1 mm 程度の末梢性化学受容体が行います．この化学受容体は，低酸素状態があればそれを感知して，動脈血の酸素濃度を適正化します．具体的には，化学受容体が反射として呼吸数と一回換気量を増加させ，分時換気量と酸素摂取の増加を得ることになります．

この化学受容体は，動脈血二酸化炭素やpHの上昇も刺激と感知して興奮しますが，その程度はきわめて弱いです．主なトリガーは「酸素濃度」となります．

また，この受容器は，生体が正常なときにはほとんど興奮しませんが，ひとたび酸欠のような低酸素状態となると，緊急的に興奮しはじめるという特徴があります．患者状態が悪いうえに低酸素状態にさらされると，急激に分時換気量を上げ，酸素を取り込もうとするわけですね．

このとき，同時に**表3**の左側に示すような循環反応も起きますが，血圧だけは大きく変化しません．しかし，血圧が70〜60 mmHg程度となった場合は，動脈にある化学受容体への灌流が低下することで両者に感知されます．そのため，ショックのような緊急事態となれば，圧受容体とともに化学受容体も反射を起こし，循環と呼吸の2つのコラボレーションで生体の危機に立ち向かうのです．

表3　侵襲とカテコールアミンの作用

・瞳孔散大 ・気管支平滑筋弛緩 ・血管収縮（皮膚，粘膜，消化管） ・血管拡張（脳，心，肝，骨格筋） ・心収縮力増大 ・心拍数増加 ・発汗 ・膵液分泌抑制，消化管運動低下 ・膀胱弛緩	・感覚器官感度の増大 ・呼吸ガス換気効率の増大 ・指令器官，運動器官への血液供給量増大 ・不要な器官の停止

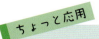

生体は PaO_2 の変化に対し，換気応答は緩慢

ここで，化学受容体に反応して，PaO_2 や $PaCO_2$ がどのように影響を受けていくのかを補足しておきます．

図1 酸素解離曲線

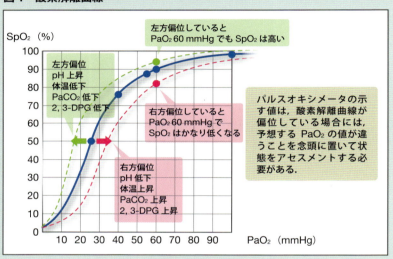

―酸素解離曲線―

読者の皆さん，図1に示す酸素解離曲線はご存じですよね．この曲線は，換気を介した生体への影響を非常によく表しています．

まず，PO_2 が高い部分の曲線はとてもなだらかです．つまり，酸素飽和度は分圧の変化に対してわずかしか変動しないということです．この状況では，ヘモグロビンの O_2 親和性が高く，肺胞での O_2 取り込みに適しているといえます．

それに対して，非常に勾配のある曲線部分があります．しばしば取りあげられる数値ですが，PO_2 が 60 mmHg（Torr）から下の付近です．ここ以降は，わずかな分圧の低下でも酸素飽和度は大幅に減少します．この状況では，ヘモグロビンの O_2 親和性は低下し，末梢組織での O_2 放出に有利となっていることを示しています．

――右方偏位と左方偏位――

ヘモグロビンは，酸素分圧が高い場所では酸素と強く結合し，一方，酸素分圧が低い場所（末梢組織）ではすぐに放出する性質を持っています．

このヘモグロビンの特性は，pH の低下，温度上昇，二酸化炭素濃度上昇などの変化により，酸素解離曲線を右方偏位させます．こうして末梢で酸素を解離しやすくなる効果を，ボーア効果といいます．なお，このメカニズムには，赤血球中に解糖系にて生じる 2, 3-DPG の増加もかかわっています．

一方，pH の上昇，温度低下，二酸化炭素濃度低下などによりヘモグロビンは酸素に結合しやすくなり，酸素解離曲線は左方偏位することになります．

――PO_2 と PCO_2 の敏感さ――

PO_2 の低下，PCO_2 の上昇，pH の低下は，それぞれ肺胞換気量を増大させ，一定の値を維持するようにします．肺胞中の PO_2，PCO_2 は，健康人ではほぼ動脈血中のそれぞれの値を反映しています．

PCO_2 は通常 40 mmHg 程度ですが，それがわずかでも上昇すると，比例して呼吸気量が増加します．一方，PO_2 は通常 100 mmHg 程度ですが，60 mmHg 以下に低下するまでは呼吸気量の大きな変化は起こりません．

つまり，生体が正常である場合，呼吸調節機能は PCO_2 の変化に非常に鋭敏ですが，PO_2 の変化については，非常に緩やかだということです．たとえば短い時間呼吸を止めて起こる呼吸困難感は，$PaCO_2$ 増加により呼吸中枢が刺激されることによるものですね．

一方，明らかな低酸素状態となれば，PO_2 の変化も PCO_2 と同様に鋭敏になります．酸素解離曲線をみても，PaO_2 が高い間の血中酸素濃度の変化は緩やかですが，PaO_2 が 60 mmHg 以下では急激に変化することからみてとれます．

――$SpO_2$100％のママは危険――

ちなみに，臨床で用いられているパルスオキシメータ（経皮的動脈血酸素飽和度，SpO_2）で，常に「100％」を維持している状況は，モニタリングにおいて危険であることに留意しましょう．というのも，動脈血の酸素分圧は，理論的には 400 ～ 500 mmHg まで上昇します．ですから，急激な酸

素分圧低下（500 → 150 mmHgなど）があってもSpO₂の示す値は100%のままです．また，呼吸状態が回復してもはや高濃度の酸素投与は必要ない状況でも，酸素分圧が過剰に高い状況では，どの程度まで酸素投与量を落としていいのかがわかりません．不要な酸素投与の判断や患者の呼吸状態悪化に即座に対応できなくなることがあります．SpO₂100%を切る状態でモニタするのが理想的でしょう．

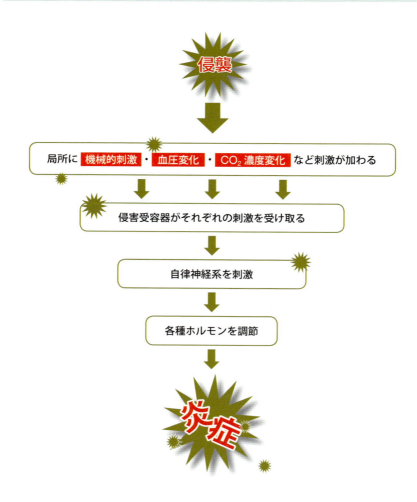

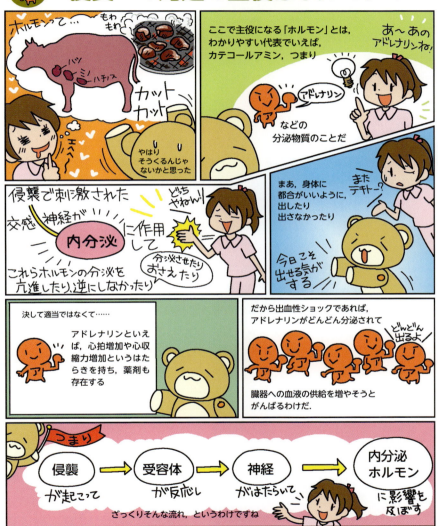

侵襲によって，神経・内分泌機能はどんな反応・変化をする？

　生体のホメオスタシスは，主として神経系と内分泌系の作用によって保たれています．血液の緩衝作用・腎臓の浸透圧調節作用も関与していますが，主要な部分は自律神経系と内分泌系の機能が担います．ここからは，神経と内分泌機能について大まかにまとめ，その後，それぞれの神経系やホルモンのはたらきについて細かくみていきます．

❋ 侵襲刺激とホルモンのはたらき

　生体は，手術や外傷などにより，循環血液量減少，組織損傷，細菌などの毒素，精神的刺激などの侵襲刺激が加わると，交感神経の賦活が起こり，最終的に視床下部－下垂体経由で内分泌ホルモンの分泌に影響が及びます．

　このときの生体反応は，侵襲時に分泌が亢進するホルモンの作用と，分泌が亢進しない（むしろ低下する）ホルモンのバランスにより決定されるといえるでしょう．

　侵襲により分泌が亢進するホルモンは，ストレスホルモンの代表ともいえるカテコールアミン（アドレナリン，ノルアドレナリン，ドパミン）をはじめ，CRH（副腎皮質刺激ホルモン放出ホルモン），ACTH（副腎皮質刺激ホルモン）コルチゾール，ADH（バソプレシン），レニン－アンジオテンシン－アルドステロン，成長ホルモン，グルカゴンなどです．反対に，分泌が亢進しない（低下する）ホルモンは，インスリン，TSH（甲状腺刺激ホルモン），甲状腺ホルモン，副甲状腺ホルモン，性ホルモンなどです（**表4，図2**）．

言葉メモ

ストレスホルモン

　カテコールアミン（アドレナリン，ノルアドレナリン）を，侵襲の領域ではストレスホルモン，または異化ホルモンなどとよんでいます．カテコールアミンだけでなく，生体への侵襲時にたくさん産生されるホルモンは，すべてストレスホルモンとよんでもよいのかもしれません．

CRH：corticotropin-releasing hormone，副腎皮質刺激ホルモン放出ホルモン
ACTH：adrenocorticotropic hormone，副腎皮質刺激ホルモン
TSH：thyroid stimulationg hormone，甲状腺刺激ホルモン

第2章 侵襲のトライアングル 神経系・内分泌系

表4　侵襲と神経－内分泌ホルモン

侵襲により分泌亢進	侵襲により分泌不変・低下
●ACTH ●コルチゾール ●アルドステロン ●エピネフリン ●ノルエピネフリン ●抗利尿ホルモン ●成長ホルモン ●グルカゴン	●インスリン ●TSH ●甲状腺ホルモン ●副甲状腺ホルモン ●性ホルモン

図2　侵襲による神経・内分泌系の反応

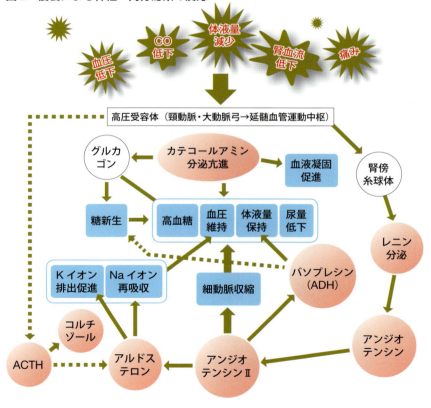

※ 侵襲とホルモン分泌で起こっていること

では，侵襲とこれらホルモンの分泌によって，生体に何が起こるのか大まかにイメージできるように，浮腫を例に挙げてみます．

まず，過大な外科的侵襲を受けると，外科的に損傷を受けた局所を中心にケミカルメディエータ（サイトカインなど）が産生されます．そしてこのケミカルメディエータは，血管透過性を亢進させます．

血管透過性の亢進により，血管内と血管の外であるサードスペース（いわゆるセカンドスペースである組織間ではないスペース）との行き来がしやすくなります．すると，血管内の細胞外液（ECF）の一部が，サードスペースに移動します．この細胞外液は，非機能的細胞外液（nf-ECF）とよばれますが，臨床的にはいわゆる「浮腫液」になります．見える変化としては，先述した炎症反応とともに局所を中心とした浮腫が起こるわけです．

その状況に続き，生体ではさらなる変化が起こります．血管内から浮腫液が移動すれば，循環血液量が減少するでしょう．それによって心拍出量の低下や血圧の低下，腎血流量が低下することにもなります．これらはホルモンを分泌させるシグナルですから，高圧受容体，低圧受容体がその変化を感知し（p.61参照），脳内の命令組織にその情報が伝わり，種々のホルモン分泌が若干のタイムラグを伴って亢進することになるのです（**図3**）．

図3　術中・術後の各種ホルモン血中濃度変化

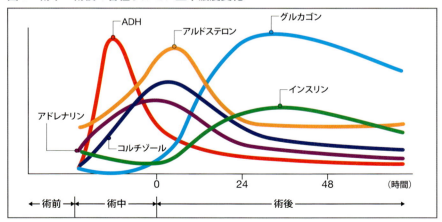

ECF：extracellular fluid，細胞外液
nf-ECF：non-functional extracellular fluid，非機能的細胞外液

❋ ホルモン分泌が亢進するとどうなる？

カテコールアミンであるアドレナリン，ノルアドレナリン，ドパミンを例にします．これらの分泌亢進は，交感神経の刺激によって起こりますが，その後は，筋，血管系などがそれに引き続いて反応します．

代表的なものとして，運動器官への血液の供給増大が挙げられます．また，呼吸ではガス交換の効率を高め，感覚器官の感度を上げます．一方，不要な機能を抑制させるための反応も起こります（**表5**）．

そのほかにも，膵液分泌抑制，消化管運動低下，膀胱弛緩などを引き起こすとともに，糖新生とグルカゴン分泌を促進させて，血糖上昇にも影響を与えます．

ちょっと応用

アドレナリン

アドレナリンの分泌は，侵襲刺激により直接亢進されるだけではなく，侵襲によって刺激された副腎皮質刺激ホルモン放出因子が，交感神経系の興奮を高めることによっても影響を受けます．

❋ その他のストレスホルモン

カテコールアミン以外にも，侵襲刺激により分泌される体液や電解質に影響を与えるホルモンがあります．代表的なものをざっとおさらいします．

―バソプレシンのはたらき―

侵襲刺激は，脳下垂体後葉から分泌されるバソプレシン（vasopressin）とよばれる抗利尿ホルモン（ADH）の分泌も亢進させます．血管内水分がナトリウムとともに血管外に部分的に移動し，血液中のナトリウムイオン濃度が上昇し血漿浸透圧が高くなると，水分を貯めておくためにバソプレシンの分泌が亢進します．逆に，血漿浸透圧が低くなると分泌は抑制されます．

ADHは，腎の集合管細胞における水分の透過性を亢進し，水の再吸収を促進します．その結果，尿の濃縮が起こります．水の再吸収を促進する

ADH：antidiuretic hormone，抗利尿ホルモン，バソプレシン

表 5-1 侵襲とカテコールアミンの作用

作用する場所	アドレナリン作動性神経	
	α受容体	β受容体
眼	瞳孔散大	毛様体筋弛緩
唾液腺	分泌↑	分泌↑
心臓	―	心拍増加，心収縮力増加，伝導速度増加
気道・肺	―	気管支筋弛緩
肝臓	グリコーゲン分解	グリコーゲン分解
脾臓	収縮	弛緩
副腎髄質	―	―
胃腸管	平滑筋弛緩，括約筋収縮	平滑筋弛緩
膵臓	インスリン分泌↓	インスリン分泌↑
腎臓		レニン分泌↑
直腸	平滑筋弛緩，括約筋収縮	平滑筋弛緩
膀胱	膀胱括約筋収縮	排尿筋弛緩
生殖器	男性性器射精	―
汗腺	―	―
血管	収縮	拡張
立毛筋	収縮	―

表 5-2 侵襲とカテコールアミンの作用

作用する場所	コリン作動性神経
	ムスカリン様受容体
眼	縮瞳，毛様体筋の収縮
涙腺	分泌
鼻腔腺	分泌
唾液腺	分泌
心臓	心拍減少，心収縮力減少，伝導速度減少
気道，肺	気管支筋収縮，気管支腺分泌
肝臓	グリコーゲン合成
胃腸管	平滑筋収縮，括約筋弛緩，分泌
膵臓	膵液分泌，インスリン分泌
直腸	平滑筋収縮，括約筋弛緩
膀胱	膀胱三角・括約筋弛緩，排尿筋収縮
生殖器	男性性器勃起

ことで体内の水分を増加させ，血漿浸透圧を下げようとするのです．
　また，ADHは細動脈の収縮，とくに腹部内臓領域の血管を収縮させ，血圧を上昇させるはたらきもあります．

―レニン‐アンジオテンシン‐アルドステロン系のはたらき―
　一連のホルモンの亢進としては，さらにレニン‐アンジオテンシン‐アルドステロン系の賦活化もあります．
　レニンはタンパク分解酵素の1つで，腎の傍糸球体細胞から分泌されます．血中ではアンジオテンシンの前駆物質であるアンジオテンシノゲン（α2-グロブリン）に作用して，アンジオテンシンⅠを生成遊離させます．これが血管内皮細胞のアンジオテンシン変換酵素のはたらきで，アンジオテンシンⅡに変換します．
　アンジオテンシンⅡは細動脈を収縮して，血圧の上昇を引き起こします．なお，アンジオテンシンⅡは，血圧が60〜70 mmHg以下となった場合に最も細動脈を収縮させます．
　アンジオテンシンⅡは，副腎皮質ホルモンの1つであるアルドステロン（電解質コルチコイド）の分泌を増加させ，腎尿細管におけるナトリウムと水分の再吸収を促進します．これにより，体外への尿，ナトリウムの排泄を低下させ，替わりにカリウムを排出させます．また，消化管への水分排泄の抑止にもはたらきます．ちなみに，飲水行動もこの一連のしくみが関与しています．

＊

　侵襲時にナトリウムと水分を保持する理由の1つは，循環を維持するための水分維持です．また，カリウムや水素イオンを細胞内・体外へシフトさせて，血液・細胞外液をアルカローシスに傾け，侵襲時に起こりやすいアシドーシスを防ごうとする合目的反応でもあります．

✱ エネルギー代謝に影響を与えるホルモン

　循環，体液，電解質に大きな影響を及ぼすホルモンのほかに，エネルギー代謝に影響を与えるホルモンがあります．このようなホルモンによって，生体は正常時とは違った代謝動態を営むことになります．

　―糖質コルチコイドのはたらき―
　その1つが，副腎皮質から分泌されるホルモンの1つである糖質コルチコイド（グルココルチコイド）です．
　糖質コルチコイドは，炎症，免疫反応を抑制するはたらきがあります．加えて，侵襲時には血糖値を維持させるため，肝臓内貯蔵グリコーゲンから血液内へグルコース（BG）を放出し，糖新生を促進させる作用があります．これは，肝臓での糖合成を促進し，さらに筋肉などで糖を利用しにくくするはたらきがあります．その結果，血糖値が上昇しやすくなるのです．

　―グルカゴンのはたらき―
　もう1つは，膵臓ランゲルハンス島の細胞から分泌されるグルカゴンです．このホルモンは，血糖が低下した際に肝臓に作用してグリコーゲンの分解を促進し，血糖値を上昇させます．
　グルカゴンの分泌は，糖質コルチコイドからも刺激を受けます．また，迷走神経はムスカリン様作用によっても，さらには交感神経におけるβ作用によっても分泌が促進されます．

　―インスリンのはたらき―
　一方，侵襲時にその分泌が変わらないか，もしくは低下するのがインスリンです．インスリンは膵臓ランゲルハンス島のβ細胞から分泌されるホルモンで，グルカゴンと相反してはたらきます．生体のホメオスタシス維持にきわめて重要な役割を担っています．
　主に炭水化物の代謝，とくに血糖を調整するほか，骨格筋におけるグルコース，アミノ酸，カリウムの取り込み促進，肝臓での糖新生抑制（グリコーゲン合成促進・分解抑制）など，異化作用を抑制します．それ以外で

は，腎尿細管でのナトリウム再吸収を促進する作用もあるようです．

しかし，侵襲を受けた患者の生体内では，糖新生を促進するようなサイトカインや各種メディエータ，各種ホルモンの影響を受け，結果的には生体内のインスリン感受性は低下し，血糖が上昇するメカニズムが優位に作用してしまいます．

> **言葉メモ**
>
> ### 血糖は BG（blood glucose）
> 血糖のことを BS というのは間違いですね．なぜって，BS は blood sugar で，血液の砂糖です．血液中に砂糖はないですよね．

侵襲により分泌が亢進するのは，
・カテコールアミン
・副腎皮質刺激ホルモン放出ホルモン
・副腎皮質刺激ホルモン
・コルチゾール
・バソプレシン
・レニン - アンジオテンシン - アルドステロン
・成長ホルモン
・グルカゴン
など

侵襲により分泌が亢進しない（低下する）のは，
・インスリン
・甲状腺刺激ホルモン
・副甲状腺刺激ホルモン
・性ホルモン
など

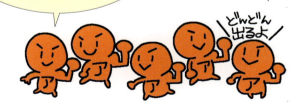

交感神経と副交感神経，ちょっとホルモン

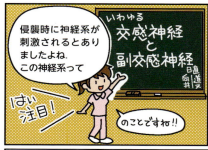
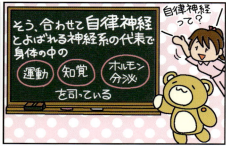

自律神経の特徴・はたらき

前項では侵襲における神経内分泌のはたらきについて，全体像を示しました．ここでは，個々のしくみや機能について，その基本を振り返ってみていきます．

✳ 自律神経（autonomic nerve）とは

身体の運動や識別的知覚ではなく，身体の中，つまり内臓の運動や分泌，内臓の知覚を司る神経を自律神経といいます．その中枢は，間脳の視床下部にあります．自律神経は，交感神経と副交感神経の2つで構成されており，それぞれが拮抗し合っています．

交感神経幹は脊柱の両側を走り，椎間円板の位置にほぼ一致して交感神経節があります．一方，副交感神経の代表は，延髄から出る迷走神経と仙髄から出る骨盤内臓神経です．

✳ 交感神経のはたらき

交感神経は，興奮，恐怖，不安を強く感じるときなどに緊急的に活動し，ストレスに対応して血圧，心拍数を増加させます．また，消化管，腎臓，皮膚への血液量を減らし，骨格筋への血液供給量を増大し，気管支を拡大・拡張させることで酸素供給を増大させます．さらには瞳孔を散大させることで，視覚機能を高めます．

エネルギー代謝では，肝臓でのグリコーゲン分解と脂肪組織での脂肪分解により，必要なエネルギーを発生させます．つまり，交感神経はエネルギーを発散・消費するように作用しています．ストレス下ではインスリン分泌があまり変化しない，もしくは抑制されるので，高血糖状態になるわけですね．

✳ 副交感神経のはたらき

一方，ストレスに苛まれた状況では，そこからの回復のために，新たなエネルギーを獲得する必要があります．この役割を担っているのが副交感神経系です．

副交感神経は，心拍数と血圧を低下させ，皮膚や消化管への血液灌流を維持します．また，瞳孔と気管支を収縮させ，唾液，胃液の分泌を刺激し，腸蠕動

を促進させます．副交感神経系は回復と省エネルギー化，およびエネルギーを蓄えるようにはたらきます．

❋ 興奮の伝わり方

交感神経と副交感神経の興奮は，神経インパルス（活動電位）とシナプス（ニューロン同士の接合部位）の化学伝達物質であるアセチルコリンにより，細胞から細胞へ伝達されます．

最初のニューロン（神経細胞）ではアセチルコリンが放出され，2番目のニューロンの受容体に結合することで，脱分極を起こして活動電位が発生します．その後次々と興奮が伝えられ，ニューロン末端までくると，2番目の神経伝達物質を放出することによって，器官細胞に情報を伝えてゆきます．

❋ カテコールアミンの分泌とアセチルコリンの放出

先に2番目の神経伝達物質と書いたのは，交感神経では，伝達物質が変わるからです．副交感神経の2番目の伝達物質は最初と同じアセチルコリンですが，交感神経系の2番目の伝達物質は，ノルアドレナリンが担うことになります．そして，副腎に向かう自律神経線維は副腎髄質で終わり，血流へ伝達物質を放出する代わりにカテコールアミン（アドレナリン，ノルアドレナリン）を分泌します．

生体に危機的レベルの侵襲が加わると，生体は交感神経に蓄えられているカテコールアミンを放出し，血管を収縮させます．カテコールアミンにより，胃壁などの消化管の血管は収縮し，組織に栄養や酸素が運搬されなくなり，消化管の防御機能が低下してしまいます．

すると今度は，それを抑えようとして副交感神経にあるアセチルコリンが放出され，血管を拡張するようはたらきます．また，胃液の分泌が亢進し，胃壁は胃酸の攻撃を受けてしまいます．

侵襲時は，この著しい繰り返しにより，細い血管が傷ついたり，血流が悪くなったり，あるいは活性酸素が過剰に放出し血管内皮細胞が傷つけられたりということが起こるわけです．

これらの一連の変化が，ICUの重症患者などにみられる急性胃粘膜病変（AGML）や心筋梗塞などを引き起こすといわれています．

AGML：acute gastric mucosal lesion，急性胃粘膜病変

カテコールアミンの特徴・はたらき

❋ カテコールアミン（catecholamine）

　カテコールアミンは，循環血液量の減少，求心性知覚神経の興奮，不安や恐怖などの精神的刺激，寒冷などのあらゆる刺激に反応する，ストレスと深く関係するホルモンです．

　生体内に存在するカテコールアミンは，ノルアドレナリン，アドレナリン，ドパミンの3種です（名前については p.60 参照）．これらは脳内神経伝達物質（モノアミン系ニューロン）として存在しています．

❋ ノルアドレナリン，アドレナリンの特徴

　ノルアドレナリンとアドレナリンは，副腎髄質，交感神経などに分布し，神経伝達物質として，また，副腎髄質ホルモンとして生体にきわめて重要な役割を果たしています．また，ドパミンは主として脳に存在する神経伝達物質としての役割があります．

　副腎髄質に含まれるカテコールアミンは，85％がアドレナリン，15％がノルアドレナリンで，クロム親和性細胞から生産され，約50％が血漿タンパクと結合しています．厳密にいうなら，アドレナリンは副腎髄質由来で，ノルアドレナリンは副腎髄質のほか，すべての交感神経終末から分泌放出されます．

ちょっと応用

生体内での作用時間

　交感神経終末から放出されたノルアドレナリンは，副腎髄質から分泌されたアドレナリンやノルアドレナリンよりも著しく短くなります．なぜなら，神経終末由来のノルアドレナリンは，神経終末にすみやかに再び取り込まれるからです．

　前者と後者の作用時間の差は，約10倍も違います．

❊ ドパミンと神経伝達物質の役割

　ドパミンは中枢神経系に存在する神経伝達物質で，アドレナリン，ノルアドレナリンの前駆体ホルモンでもあります．運動調節，ホルモン調節，快の感情，意欲，学習などにかかわっていることが知られています．

　このドパミンに，カテコールアミンの仲間であるノルアドレナリン，そして神経伝達物質のセロトニンを加えた3つを総称して，モノアミン神経伝達物質とよび，3大神経伝達物質として生体にとって重要な役割を果たします．

言葉メモ

セロトニン

　約90％が消化管に存在し，8％が血小板に，1〜2％が中枢神経に分布しています．

　セロトニンの作用は，血管・気管支などの平滑筋収縮，消化管の分泌，運動の調節，血小板凝集促進，知覚，睡眠，精神行動など，実に多彩です．

❊ カテコールアミンの受容体

　この3種のカテコールアミンには，それぞれに対する受容体があります．

　アドレナリンとノルアドレナリンは，αとβとよばれるアドレナリン受容体の両者に結合します．また，ドパミンはD受容体ともよばれるドパミン受容体に結合して生理活性を示します．

　このα，β，D受容体は，さらにα1，α2，β1，β2，β3，D1，D2，D3受容体というように，いくつかのサブクラスに分類されます．これらの受容体は，生理活性がそれぞれ異なる特徴を持っています（**表6**）．臨床では，外部から血管作動薬として用いることがありますので，薬理作用と結びつけて整理しておきましょう．

　ノルアドレナリンはα作用が強く，末梢血管を収縮させて血圧を上昇させ，消化管血流を低下させます．アドレナリンはβ作用が優位に強く，心拍出量増加（心収縮作用，心拍数増加），冠血流量増加，筋肉の血流量増加，肝血流量増加をもたらします．ドパミンは心収縮作用，末梢血管収縮作用，一定以下の量では腎動脈を拡張させる特徴があります．

表6　カテコールアミン受容体と生理活性

受容体	α受容体	β受容体		ドパミン受容体
		β1	β2	D
生理機能	末梢血管収縮↑	心収縮力↑	心拍数↑	末梢血管拡張↑ 気管支拡張↑	腎・腸間膜血流↑
ドパミン	-→++	++	+/++	+	++
ドブタミン	-→+	++	+	+	-/+
イソプロテレノール	-	++	++	++	-/+
アドレナリン (エピネフリン)	+	+++	++	++	+
ノルアドレナリン (ノルエピネフリン)	+++	+	-/+	-	-

　侵襲時にアドレナリンは血中に分泌され，α作用とβ作用をそれぞれ発揮します．そしてノルアドレナリンは，主に交感神経節後線維終末部で神経伝達物質として作用しますが，一部は血中に分泌されてα作用を発揮します．

✳ カテコールアミンとエネルギー代謝

　カテコールアミンは侵襲時にエネルギー代謝にも影響を与えます．心筋の酸素消費量を高め，グリコーゲンの分解を促進し，肝内グルコースを放出して，糖新生を促進します．その結果が血糖上昇に結びつくのは先述のとおりです．

　また，β2アドレナリン受容体の刺激は，脂肪分解を促進し，遊離脂肪酸（FFA），グリセロールを放出します．膵臓に対してはランゲルハンス島のα細胞を刺激してグルカゴン分泌を促進，β細胞を刺激してインスリン分泌に抑制的に作用します．

　これらのカテコールアミンは，生体内では日内リズムを持っています．

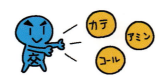

FFA：free fatty acid，遊離脂肪酸

副腎皮質刺激ホルモン放出ホルモン(CRH),副腎皮質刺激ホルモン(ACTH)の特徴・はたらき

❋ 副腎皮質刺激ホルモン放出ホルモン(CRH),副腎皮質刺激ホルモン(ACTH)

下垂体前葉で合成分泌されるホルモンの1つで,大脳―視床下部―下垂体―副腎皮質系を構成します.刺激因子は,精神的ストレス,損傷部刺激(疼痛),循環血液量減少,細菌の毒素などで,とくに疼痛と循環血液量減少に鋭敏に反応します(図4).

視床下部からのCRHがACTHの分泌を促進し,このACTHが副腎皮質にはたらきます.ACTHは,鉱質ステロイド以外の副腎皮質ホルモンの合成,分泌を促進し,糖質コルチコイドによって分泌が抑制されます.これをネガティブフィードバック機構といいます.

ACTHも生体内で日内リズムを持っており,その濃度は6～8時に最高となり,以後漸減して0時頃に最低となるようです.

図4 ACTH分泌の機序

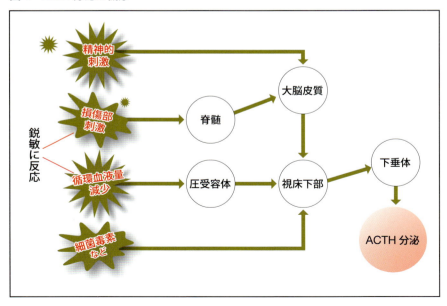

※ コルチコイド（コルチコステロイド）

　副腎皮質ホルモン，副腎皮質刺激ホルモンの作用を受けて，副腎皮質で産生分泌されるステロイドホルモンの総称です．グルココルチコイド（glucocorticoid，糖質コルチコイド），ミネラルコルチコイド（鉱質コルチコイド，アルドステロン：aldosterone）および性ホルモンから構成されます．

　体内で糖の蓄積と利用を制御する糖質コルチコイド，無機イオンなどの電解質バランスを調節する鉱質コルチコイド，そして生殖機能に関与する性ホルモン，とくにアンドロゲンがあります．

―糖質コルチコイド（グルココルチコイド）―

　1）糖質コルチコイドのさまざまなはたらき

　糖質コルチコイドは，アミノ酸や脂肪を肝細胞に蓄積する（アミノ酸プール）はたらきがあります．これらをエネルギー基質として，グリコーゲンの合成を促進します．また，肝臓からグルコースを放出して糖新生を促進し，血糖値を上昇させます．

　糖質コルチコイドは，糖新生作用が強いため「糖質」とよばれますが，水・電解質代謝にも関与しています．たとえば，腎尿細管におけるNa貯留とK排出促進の作用があります．作用としてはアルドステロンの1/400程度ですが，血中濃度は約200倍になるため，電解質代謝に大きく影響を与えます．

　さらに，カテコールアミン，アンジオテンシンⅡ，グルカゴンなどの血圧上昇，血糖上昇にも関与しています．糖質コルチコイド量が減少すると，血管が拡張し体液の喪失がなくても血圧の下降がみられます．

　同時に，炎症・免疫反応を抑制する作用や抗ストレス作用も持っています．いわゆるステロイドですね．たとえば，胸腺や脾臓組織を萎縮させ，炎症・免疫反応を抑制します．また，局所におけるヒスタミン放出を抑制し，毛細血管の拡張を抑制します．あるいは，細胞膜安定化によりタンパク質分解酵素の分泌を抑制したり，白血球の遊走を抑制してリンパ球を減少させ，抗体産生能力を低下したりもします．

2) 糖質コルチコイドの種類

糖質コルチコイドには，コルチゾールとコルチゾンがあります．コルチゾールは，ヒドロコルチゾンとよばれることもありますが，ヒトではコルチゾールとよびます．

コルチゾンは免疫系の抑制に関与していますが，この作用は，侵襲下では易感染性に傾きます．糖質コルチコイドがもたらす作用のうち95％はコルチゾールによるものであり，コルチゾンの寄与は4～5％にすぎないといわれており，生体での重要性はコルチゾールのほうが大きいようです．

― 鉱質（ミネラル）コルチコイド（アルドステロン：aldosterone）―

鉱質コルチコイドは，副腎皮質から分泌される代表的電解質ホルモンです．主として水・電解質代謝に関与し，アルドステロンがその代表です．腎の遠位尿細管に作用し，ナトリウムの再吸収と，カリウム，水素イオン，アンモニアの排泄を増加させます．ヘンレ上行脚でもナトリウムの再吸収を促進します．

作用機序は，腎，結腸，唾液腺などにある特異性は低いが高親和性の受容体と結合し，ナトリウムポンプ（K^+-ATPase）の活性を増加させます．作用が持続すると，最終的には高血圧，低カリウム血症，アルカローシスを引き起こします．

分泌は，レニン-アンジオテンシン，カリウム，ACTHにより促進され，逆に心房性ナトリウム利尿ペプチド，ドパミンにより抑制されます．とくに促進性のレニン-アンジオテンシンによる調節が優位で，レニン-アンジオテンシン-アルドステロン系を形成します(p.86参照)．血中濃度は早朝，安静臥位時に微量で，食塩摂取量の影響を受けます．

ここで少しおしっこの話
レニン・アンジオテンシン・アルドステロンをひとことでいうと？

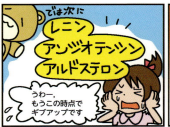

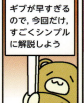

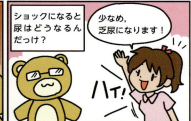

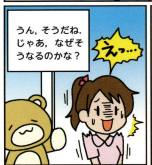

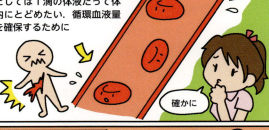

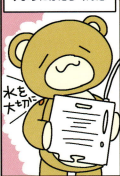

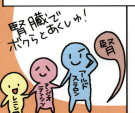

→次は p.94

レニン‐アンジオテンシン‐アルドステロン系の特徴・はたらき

☀ ここでナトリウムの再吸収の調節について

　尿細管レベルでのナトリウム調節は，体内へのナトリウム取り込み状況で変化します．体液のナトリウムが過剰になれば，尿細管でのナトリウム再吸収が低下し，尿中へのナトリウム排泄量は増加します．逆に，生体のナトリウムが不足・欠乏状態になると，尿細管での再吸収が増加し，尿中へのナトリウムの排泄が低下します．

　ナトリウムの調節には，自己調節，アルドステロンを中心とした体液調節，腎神経を介した神経性調節があります．

　―自己調節機構とは―

　たとえば，生体に侵襲を負って，血管透過性が亢進するものの血漿タンパクまでが漏出しない状態，つまりナトリウムのエスケープが主体となっている循環血液量の減少時は，相対的に血漿タンパクの濃度が高まります．その結果，生体はナトリウム不足になり，尿細管周囲の膠質浸透圧が上昇し，尿細管レベルでのナトリウムの再吸収が起こる，というしくみです．

　―体液性調節とは―

　体液性調節は，アルドステロン以外にもいくつか影響を与えています．
　レニン‐アンジオテンシン‐アルドステロン系は，アルドステロンの分泌を介して，尿細管のナトリウムの再吸収を促進します．それだけでなく，アンジオテンシンⅡも尿細管に作用して，ナトリウムの再吸収を促進します．しかし，アンジオテンシンⅡはあまりにも高濃度になりすぎると，逆にナトリウムの尿細管再吸収を抑制します．

　心房性ナトリウム利尿ペプチド（ANP）は，心房圧の上昇に伴う心房拡張によって分泌され，腎に作用し，その名のとおりナトリウムの排泄を増加させます．

　プロスタグランジン（PG）は種々ありますが，なかでも PGE_2 は，レニン分泌刺激を介して間接的にナトリウムの再吸収を促進します．しかし

ANP：atrial natriuretic peptide，心房性ナトリウム利尿ペプチド
PG：prostaglandin，プロスタグランジン

不思議なことに,直接的にはナトリウムの再吸収に対して抑制的に作用します.ちなみにこのPGE$_2$とPGI$_2$は,強い血管拡張作用を介してナトリウム排泄を増加させます.

最後にカリクレイン・キニン系です.カリクレインはタンパク質分解酵素の一種で,血漿α2-グロブリン分画にあるキニノゲンに作用してブラジキニンを産生させます.ブラジキニンは強い血管拡張作用を有していますが,直接的に腎の集合管に作用して尿中ナトリウム排泄を増加させるようにはたらきます.

―神経性調節とは―

腎の神経を刺激すると,尿中へのナトリウム排泄が減少します.逆に腎の神経機能を喪失させると,尿中へのナトリウム排泄が増加します.

腎の神経は,血管系だけではなく尿細管上皮も支配しています.したがって,ナトリウム排泄の調節は血管への作用にとどまらず,尿細管にも直接的に作用します.

✳ レニン,血漿レニン活性(PRA)

レニンはタンパク質分解酵素の1つで,腎の傍糸球体細胞から分泌され,レニン基質(アンジオテンシノーゲン)に作用してアンジオテンシンIを生成します.血漿レニンはナトリウムが不足すると上昇し,ナトリウムが増えると低下します.また,乳幼児期は高値を示し,高齢者で低値を示すようです.

出血,大量の嘔吐・下痢,Na・水摂取量の不足を伴う侵襲下では,循環血液量の減少が引き金となり高値を示します.そのほか,利尿薬投与,腹水を伴う肝硬変,うっ血性心不全,腎血管性高血圧,アジソン病,バーター症候群などでも高値となります.

一方,低値を示すのは,Na・水の大量摂取,大量の輸液に伴う循環血液量増加,原発性アルドステロン症などがあります.

レニン分泌を調節する生理的機構は以下のとおりです.まず,循環血液量減少に伴い腎血流量が減少すると,腎の傍糸球体細胞にある圧受容体がその変化を感知します.また,遠位尿細管の上皮細胞(macula densa)は,尿中のナトリウム,またはクロールの濃度を感知して,その濃度が低下するとレニンの分

PRA:plasma renin activity,血漿レニン活性

泌を促進します．さらに，腎の交感神経興奮によってβアドレナリン受容体が刺激されることによっても，レニンの産生が高まります．

✹ アンジオテンシン（angiotensin）

　血漿α2グロブリン分画にある血清アンジオテンシノーゲン（レニン基質）に，腎の傍糸球体細胞から分泌されたレニンが作用し，アンジオテンシンIが生成されます．この状態ではまだ活性はないので，肺循環系などの血管内皮細胞表面に存在するアンジオテンシン変換酵素（ACE）により，活性型アンジオテンシンIIとなります．さらに，これにアミノペプチダーゼがはたらいて，アンジオテンシンIIIになります．この時点でも活性は残りますが，さらに分解が進んで不活性化されてゆきます．

　その存在は，脳，心臓，血管平滑筋などにも認められます．これらの場所にもレニン-アンジオテンシン系が存在し，交感神経興奮作用，抗利尿ホルモン分泌作用，心筋，腸管，子宮などの血管平滑筋収縮にも関与しています．

　生体内への主たる生理活性は，細動脈平滑筋を収縮させ血圧を上昇させることです．作用はきわめて強力で，ノルアドレナリンの40倍に相当します．

　血圧上昇作用は，血圧が正常なときには血管収縮を起こすには不十分な濃度ですが，ひとたびショックなどで血圧が60〜70 mmHgまで低下し腎血流が低下したときは，血管を強力に収縮させて血圧を上昇させる機構を発揮します．ちなみに加齢などによって腎動脈の硬化があると，血管内狭窄が生じて腎血流が減少し，アンジオテンシンが活性化して高血圧を惹起します．

　血管収縮作用は，抵抗血管である細動脈への直接作用が最も強く，次いで細静脈の緊張も高めます．細動脈の収縮作用は，皮膚，内臓，腎血管で著しく，脳や骨格筋ではむしろ弱くなります．その結果，全身の血管抵抗（SVR）を増大，平均体循環圧を上昇させ，わずかながら静脈還流を促進し，心拍出量を増加させます．しかし，実際には細動脈の強力な収縮は左心室にとっては後負荷増大となり，心拍出量増大までには至らないと思われます．

　また，副腎皮質に作用して，アルドステロンの合成と遊離を促進させる作用があります．これは，血圧を上昇させるときよりも低濃度で起こります．

ACE：angiotensin converting enzyme，アンジオテンシン変換酵素
SVR：systemic vascular resistance，血管抵抗

第2章 侵襲のトライアングル 神経系・内分泌系

✳ 抗利尿ホルモン（ADH）であるバソプレシン（VP）

ADHは，哺乳類ではバソプレシンとよび，哺乳類以外の脊椎動物ではバソトシンといいます．

視床下部で合成された後に脳下垂体後葉に貯蔵され，循環血液量減少，血漿浸透圧上昇，動脈圧低下によって分泌が亢進します．ほかにも，痛み，不安などがADHの分泌刺激となります（表7）．逆にこれらの状態が安定すれば，亢進はなくなります．

ADHは，腎の集合管に作用し，尿細管腔から組織間への水の透過性を亢進させます．その結果，水の再吸収が促進され，尿の濃縮が起こります．つまり，尿量を減少させる作用が代表的な作用となります．

逆にADHの欠如が生じると，尿の濃縮機構は阻害されて尿崩症となります．分泌異常（過剰）では抗利尿ホルモン分泌異常症候群（SIADH）を引き起こすことがあります．

また，ADHは小動脈の血管，とくに腹部内臓領域の血管を収縮させることにより，血圧を上昇させます．さらに，ACTH分泌を促進する作用もあります．エネルギー代謝では，肝グリコーゲンの分解を促進して血糖上昇に関与しています．

表7 ADHの分泌刺激要因

促進性		抑制性
●血漿浸透圧の増加	●アンジオテンシン	●血漿浸透圧の減少
●細胞外液の減少	●ニコチン	●細胞外液の増加
●疼痛・不安のストレス	●モルフィン	●体温低下
●体温上昇	●バルビタール	●アルコール
		●ANP

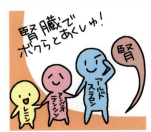

VP：vasopressin，バソプレシン
SIADH：syndrome of inappropriate secretion of antidiuretic hormone，抗利尿ホルモン分泌異常症候群

血糖値にかかわるホルモンの特徴・はたらき

✺ グルカゴン（glucagon）

　膵臓のα細胞より分泌され，インスリンとは逆に血糖値（グルコース）の低下で増加し，血糖値の上昇で低下します．

　ほかに交感神経，副交感神経の刺激によっても分泌が促進されます．交感神経の刺激については，βアドレナリン受容体を介しての作用で，侵襲時にカテコールアミンがグルカゴン分泌を亢進することを意味しています．

　基本的作用は，肝臓でグリコーゲンを分解して（筋肉内グリコーゲンの分解作用はない）血糖を上昇させる糖新生の促進を担っています（**表8**）．すなわち，侵襲時にアミノ酸，脂肪からグルコースをつくります．その結果，血中アミノ酸の減少と肝内の脱アミノ反応（アミノ基がアンモニアとして遊離する反応）を促進します．

　ほかには，脂肪内のリパーゼを活性化し，脂肪分解（異化）を促進します．生体にとってインスリンがエネルギーの貯蔵ならば，グルカゴンはエネルギーの放出ということになります．

　また，グルカゴンが大量に存在する場合は，インスリン濃度を高めたり，副腎髄質を刺激してアドレナリンの分泌を促進したり，心臓に対してカテコールアミン様の強心作用を有することもあります．

✺ インスリン（insulin）

　膵臓のβ細胞内でプロインスリンが合成され，β-顆粒内に貯蔵されます．通常は，血中グルコース濃度の上昇によって分泌が促進されます．

　インスリンは，基本的には代謝における同化を促進し，異化を抑制するようはたらいています．主たる作用は，実に多岐にわたっています．たとえば，骨格筋，脂肪組織でのグルコース取り込みの促進，筋肉でのグリコーゲン合成の増加，グルコースから脂肪への転化促進，肝でのグリコーゲン合成増加などです．

　さらには，肝，筋肉へのアミノ酸取り込みを増加させ，タンパク質合成を促進します．肝臓ではとくに中性脂肪の生成が盛んになります．

　しかしながら，侵襲の初期では，インスリンの分泌は低下あるいは変わりま

表8　内分泌ホルモンとエネルギー代謝への影響

	糖代謝	脂質代謝	タンパク質代謝
カテコールアミン	グリコーゲン分解 インスリン拮抗作用	脂肪分解	―
コルチゾール	糖新生 インスリン拮抗作用	脂肪分解	タンパク質異化
グルカゴン	糖新生 グリコーゲン分解	脂肪分解	―
抗利尿ホルモン	グリコーゲン分解	―	―
成長ホルモン	糖新生 インスリン拮抗作用	脂肪分解	タンパク質合成

せん．これは，インスリンに対して抑制的に作用する，または血糖そのものを高める内分泌ホルモン（カテコールアミンなど）の影響によるものと考えられます．高血糖に対してインスリンを投与しても，なお高血糖状態であるのはそのためです．

患者が侵襲からうまく脱せない場合や，感染など新たな合併症があると，やはり耐糖能異常として現れます．

※ 成長ホルモン（GH）

下垂体前葉から分泌され，その分泌は視床下部の成長ホルモン放出因子により促進されます．一方，視床下部—脳下垂体神経分泌系で産生されるソマトスタチン（GIF）により，成長ホルモン放出の抑制支配を受けています．

出血や外傷などの侵襲によって，成長ホルモン分泌は亢進します．ほかには，低血糖，血中脂肪酸濃度低下，高アミノ酸血症，精神的ストレス，運動などでも分泌が高まります．

エネルギー代謝では，種々の組織でアミノ酸の分解を抑え，肝や筋でのタンパク質の生合成を促進させます．また，脂肪分解を促進し，血糖上昇に関与しています．その作用は一般にインスリンに拮抗的です（**表8**）．

〈引用・参考文献〉
1）大川浩文，石原弘規：神経・内分泌反応．救急医学，30(9)：1003-1007，2006．
2）本郷利憲，廣重力監，豊田順一ほか編：標準生理学．第5版，医学書院，2000．
3）本郷利憲ほか編：標準生理学．第5版，医学書院，2000．

GH：growth hormone，成長ホルモン
GIF：growth hormone inhibiting factor，成長ホルモン放出抑制因子，ソマトスタチン

第 3 章

侵襲のトライアングル

免疫系

3 侵襲のトライアングル 免疫系

免疫反応も侵襲によって起こってくる

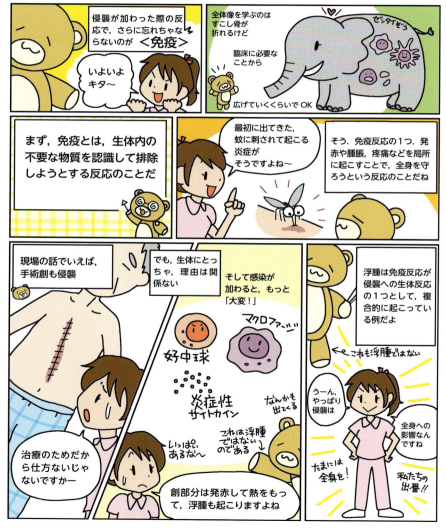

→次は p.110

侵襲によって，免疫・炎症反応はどんな反応・変化をする？

　生体に侵襲が加わると，生体は恒常性を保とうとして，ストレスホルモンに代表される神経・内分泌反応が引き起こされます．それと同時に起こるのが，サイトカインを中心とした免疫応答反応です．

　この両者が相互に影響をし合った結果，一連のさまざまな急性相反応が生体内で繰り広げられることになるのです．さらに免疫応答反応の主役となるサイトカインは，内分泌系をはじめ多くの変化に多大な影響を及ぼすことが知られるようになりました．

✹ 免疫とは？

　免疫（immunity）は，生体内に侵入した微生物や異物，あるいは生体内に生じた不要物質，病的細胞，病的物質などを非自己として認識することからはじまります．非自己と認識されたものは，免疫細胞系の相互作用によって排除されます．これにより，生体の恒常性を維持しようとする生体反応が「免疫」の大まかなしくみ，ということです．

　一般的に免疫は，毒素などの高分子タンパク質や，体内に侵入した病原体を排除するための機構としてはたらくことが多いでしょう．また，免疫という言葉の印象は，とくに病原体微生物による感染から身を守るための感染防御機構（感染防御免疫）のことを指す場合が多いと思います．しかし実際は，感染に関連した免疫機能は防御免疫とよぶ免疫反応の1つで，体内に侵入する細菌（バクテリア）やウイルスなどを妨害する障壁を構築・維持して生体を守るはたらきを指します．

─炎症とは？─

　発赤，熱感，腫脹，疼痛，機能障害を特徴とする炎症（inflammation）は，生体の身体細胞を侵す刺激に対して，白血球などの化学的因子が発生することで，局所を犠牲にして全身を守る免疫学的なシステムの1つです．つまり，免疫反応は病原微生物やそれによる感染の存在がなくても起こるということですね．

図1　白血球による免疫応答

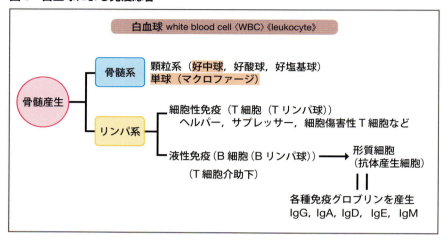

　たとえば，外科的操作によって損傷を受けると，生体内では好中球や単球（マクロファージ）などの白血球が活性化し（**図1**），炎症性サイトカインを産生します．先述したSIRS（全身性炎症反応症候群）の本質は，主に炎症性サイトカインがどんどん産まれている状態ということです．

―SIRSで起こっていること―

　SIRSでは，局所で組織の炎症が惹起され，それに反応した炎症性の免疫応答因子である炎症性サイトカインなどが活性化されます．その後，ほかの炎症メディエータ（ヒスタミン，PGE_2など）を産生し，さらには凝固系も活性化します．また，マクロファージや好中球（自然免疫系細胞）も活性化され，全身に循環して種々の炎症反応を引き起こします．

　SIRSの期間，診断項目と合併症には相関関係があります（**図2**）．SIRSが重症化，遷延化すると，上記の各種メディエータ・カスケード，好中球，凝固系などが著しく活性化され，損傷組織以外の臓器などにも炎症が惹起，微小血栓が形成されるなど，臓器がさまざまに障害されます．

　臨床では，時に局所に起こった炎症が全身にも波及して，エネルギー代

SIRS：sytemic inflammatory response syndrome，全身性炎症反応症候群

図2 SIRSと術後合併症頻度の関係

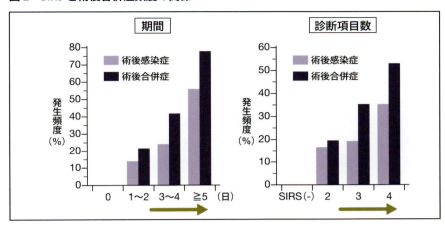

芳賀克夫:手術侵襲によるSIRSとその対策.集中治療,7(12):1313,1995.より引用

謝,栄養代謝にまで大きな影響を及ぼし,全身反応として現れている患者と遭遇することがあると思います.

たとえば,足の爪先に炎症が起こったとします.それは,足の爪先だけが反応しているわけではありません.爪先に炎症を起こすための免疫応答反応は,全身に影響しています.そのため,炎症は爪先であっても,その炎症が拡大し,2日後には肺炎にまで進み,酸素化能が著しく低下,最終的にはCO_2が貯蓄して回復困難な呼吸不全に陥るということもありうるのです.

もっと臨床的なケースでは,食道がんの術後に肺炎に罹患し,その後,急性呼吸窮迫症候群(ARDS)に陥る場合もあります.肺という局所に炎症が起こっていただけなのに,なぜ,ARDSにまで発展したのか.それは,局所で起こっている炎症が,決してそこにとどまっているものではないという証です.

ARDS:acute respiratory distress syndrome,急性呼吸窮迫症候群

☀ 免疫応答システム

免疫応答をもう少し掘り下げます．そのしくみには，大きく分けると2つの反応があります．

1つは自然免疫（先天免疫）で，同じ抗原に出会っても反応性の質は変わりません（非特異的反応）．2つ目は獲得免疫（適応免疫，後天免疫）で，それぞれの病原体や異物に対して特異的な反応を示します．

後者の獲得免疫の反応性は徐々に精度を増します．病原体や異物の免疫学的特性を記憶して，再度同一抗原に出会ったときには，その抗原の記憶を手がかりに効果的に排除しようとします（**表1**）．つまり免疫応答反応は，自然免疫と適応免疫との協働連携によって成り立っています．

次に，自然免疫と獲得免疫について，詳しくみていきます．

> **言葉メモ**
>
> #### 免疫応答システム
>
> この免疫応答を起こしているのは，主に白血球系の細胞です（p.96，**図1**）．
> この細胞は，反応を引き起こす主役であるサイトカインを分泌する役割も持ちます．

表1 侵襲による自然免疫・獲得免疫の特徴

自然免疫	獲得（適応）免疫
●**非特異的**な反応	●**特異的**な反応
●白血球（顆粒球）	●T細胞，B細胞
●マクロファージ	●特異性，多様性，メモリー
●樹状細胞（食細胞）	●自己/非自己の認識
●病原体・異物の貪食	●遺伝子再構成
●SIRSの中心	●抗原認識分子によって多様性を持たせ，無数の外来分子の構造の違いを区別する高次の免疫システム
●獲得免疫成立までの一時的反応	

第3章 侵襲のトライアングル 免疫系

☀ 自然免疫とは

　細菌やウイルスなどの病原微生物や毒性物質が，生体内にうまく侵入してきたとします．あるいは，毒性物質や異物が体内で発生しました．すると，まずは宿主の保護機構である自然免疫が向かい合うことになります．これは，生体内における体液的・化学的・細胞的な障壁となります．その際に，多くは炎症反応が引き起こされます．

　自然免疫系は，生体に侵入した病原体をいち早く感知し発動する第1線の生体防御機構です．「病原体を感知（認識）する」ことは，自然免疫系を活性化するための必須の要素で，主にマクロファージや樹状細胞などによって行われます．

　その応答反応は，微生物や異物の構造をパターン認識できる受容体で感知したときに作動します．自然免疫の細胞は，侵襲者を認識する受容体と接触すると，サイトカインなどの警戒シグナルを発信します．

―パターン認識受容体による感知―

　微生物は，共通した分子構造（PAMP）を持っています．マクロファージや樹状細胞などは，パターン認識受容体（PRR）を介して，このPAMPを認識します．

　PRRは，PAMPを認識すると，細胞内シグナル伝達系を活性化し，病原体排除に必要な生体防御機構を誘導します．

　このPRRとして初めて同定された受容体がToll様受容体（TLR）とよばれるものです（**図3**）．TLRは，多くのPAMPを認識することが明らかとなっています．これは，細胞表面，あるいは細胞内小胞上に発現しています．

　TLRは，自然免疫においてウイルス・細菌の構成成分を認識し，炎症性サイトカン産生の誘導，樹状細胞の成熟化を介してリンパ球に感染防御のシグナルを伝達するパターン認識受容体です．それぞれのTLRは，ウイルスや細菌，真菌，寄生虫固有のPAMPを認識できるしくみになっています．

PAMP：pathogen-associated molecular pattern，微生物が持っている共通した分子構造
PRR：pattern-recognition receptor，パターン認識受容体
TLR：Toll-like receptor，Toll様受容体

図3　Toll-like receptor と生体防御

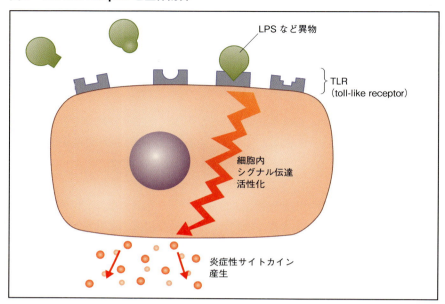

> **言葉メモ**
>
> **樹状細胞**
>
> 　第2の生体防御機構である獲得免疫系の誘導には，樹状細胞が重要な役割を果たしています．PRRによるシグナル伝達によって樹状細胞の成熟も促進されます．

―自然免疫系は短期決戦―

　自然免疫系による防御は非特異的であり，病原体・異物に対して包括的・普遍的な応答を行います．つまり，侵入者ごとに反応するのではなく，いっぺんに総合的な方法で対応するので，反応するまでの発動時間が短くてすみます．

　そして自然免疫細胞は，宿主のなかで常にモニタ，警備，戦闘の態勢をとっています．しかし，獲得免疫系（適応免疫系）のような免疫記憶はな

く，また，長期にわたって防御を続けるしくみはありません．

―活躍する細胞たち―

自然免疫の主要免疫因子として活躍している免疫細胞には，マクロファージ，顆粒球（好中球，好酸球，好塩基球）の中のとくに好中球，そしてNK細胞（ナチュラルキラー細胞）があります．また，それらを補助する血清中のタンパク質補体があります．

生体に病原微生物の侵襲や異物の存在があると，マクロファージと好中球が殺菌行動をとり，さらにNK細胞が感染細胞を破壊し，それをマクロファージが貪食して掃除します．また，マクロファージがヘルパーT細胞へ対象細胞の性質特性を伝えます．このとき，サイトカインを用いて発信・伝達します．

言葉メモ

NK細胞

NK細胞は細胞傷害性リンパ球の1つで，とくに腫瘍細胞やウイルス感染細胞の拒絶に重要です．T細胞とは異なり，細胞を殺すのに事前に感作させる必要がないことから，生まれつき（natural）の細胞傷害性細胞（killer cell）という意味で名付けられたそうです．また，形態的特徴から，大型顆粒リンパ球とよばれることもあります．

✳ 免疫細胞の役割

―血球の役割―

血球には，赤血球，白血球，血小板があります．

白血球と血小板はわかりやすくいうと，以下のように説明できます．通常，白血球と血小板は血管壁に粘着しようとしていますが，血管壁は白血球と血小板を拒否しています．しかし，炎症が起きたりウイルスや細菌が侵入したりすると，白血球や血小板が血管壁に粘着して，対象を攻撃するのです．

赤血球は，いつも血管腔内の真ん中（王道）を通っています．なぜなら

血管壁は，赤血球と同じマイナスの電荷を持っているからです．そのため，電極どうしで反発し合い，赤血球は血管腔内の中央を通らざるを得ないのです．

しかし，血管内脱水が起こり血管が収縮すると，赤血球は真中を通れなくなります．すると，血液が凝固し，血栓ができてしまいます．

よって血管内脱水はできる限り起きないようにすることが重要です．また，高齢者になればなるほど循環機能が低下し，毛細血管の手前の細動脈の収縮性（contractility）が低下し，血管内脱水をきたしやすくなります．

☀ マクロファージの役割

マクロファージは，異物，細菌などを貪食する機能を持っています．異物（抗原）の性質を調べ，抗原情報を認識し，サイトカインを出すことにより，抗原情報をリンパ球に伝え処理させる重要な役割を果たしています（**図4**）．

図4　マクロファージ

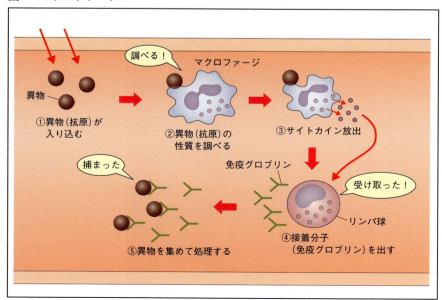

❋ 顆粒球の役割

　白血球の一種である顆粒球には，好中球，好酸球，好塩基球の3種類があります．顆粒球には，マクロファージのような抗原性を認識して伝達するというしくみはありません（**図5**）．たとえるなら，第1線ではたらく戦士といえます．

　顆粒球の大部分を占める好中球は，補体とともに侵入した異物を呼び寄せます．そして好中球自体が異物を膜で包み込み，分解処理して排除します（寿命死であるアポトーシスを迎える）．

　しかし，炎症のレベルが強い，もしくは広範囲に炎症が起こっている場合，アポトーシスを迎えず，組織攻撃性を持った好中球になり代わってしまうことがあります（**図6**）．たとえば，新たな感染や低酸素血症，再出血，疼痛，ドレーン抜去，高血圧，血管内脱水などが起きた場合，これが刺激因子になり，興奮した好中球，マクロファージがそれを認識し，起こっていることを収めようとします．しかし，好中球は興奮しすぎると，組織を壊していきます．

　つまり好中球は，ふつうであれば，異物，細菌を貪食，消化，殺菌をし，生体防御の役割を果たしていますが，それを超えてしまうと，生体を破壊へ導いてしまいます．

図5　顆粒球

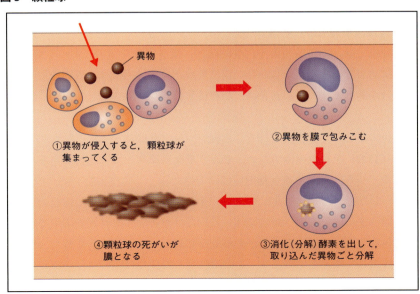

図6　好中球の相反する2つの作用

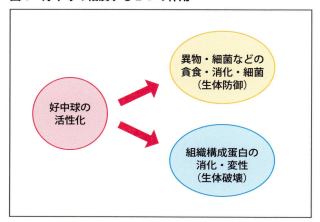

小川道雄：腫瘍と感染，1989. より引用

✱ 白血球の上昇

炎症が局所で起こると，好中球が炎症を収めようとするため，白血球が8,000〜9,000/μLぐらいまで上昇します．白血球数が10,000〜20,000/μLに上昇している場合は，かなり強い炎症が起こっているということになります．

✱ 適応免疫（獲得免疫）とは

自然免疫では，物理的防御や化学的防御，食（貪食）作用によって病原体・異物を排除していました．しかし，自然免疫だけでは病原体・異物を排除できない場合があります．そのときに，病原体・異物を排除するしくみが，獲得免疫です．

自然免疫において食作用を行う「食細胞」は，病原体・異物と結合するレセプター（TLR）を複数種持つため，さまざまな病原体・異物を排除することができます．一方，適応免疫（獲得免疫）ではたらく「免疫細胞」は，1つのレセプターしか持っていません．つまり，それぞれの免疫細胞は，自己のレセプターに結合する成分を持った病原体・異物だけを排除する特異的細胞です．

適応免疫では，病原体の成分が免疫細胞のレセプターに結合すると，免疫細胞は活性化し，増殖を始めます．この活性化した免疫細胞の集団が特定の病原体・異物を集中的に排除します．また，別の病原体・異物に対しては，それら

に合うレセプターを持つ別の免疫細胞が活性化し増殖します．

　このように，それぞれの病原体に対して，個別に特異的に作用する免疫細胞が集団で対処するため，適応免疫は自然免疫より強力な免疫なのかもしれません（**図7**）．

　適応免疫は「細胞性免疫（T細胞）」と「体液性免疫（B細胞）」の2つのしくみから成り立っています．

―細胞性免疫（T細胞）―

　細胞内に侵入した病原体・異物の排除には，細胞性免疫がはたらきます．マクロファージや樹状細胞は，細胞内に侵入する前のウイルスを食作用により取り込み，細胞内で分解してから，その一部を細胞表面に提示します．このマクロファージや樹状細胞が提示する病原体・異物の成分の一部を，抗原といいます．

　この抗原に対するレセプターを持つキラーT細胞が存在すると，キラーT細胞のレセプターと抗原が結合し，キラーT細胞は活性化します．活

図7　免疫サイクル（たとえばがんにおいて）

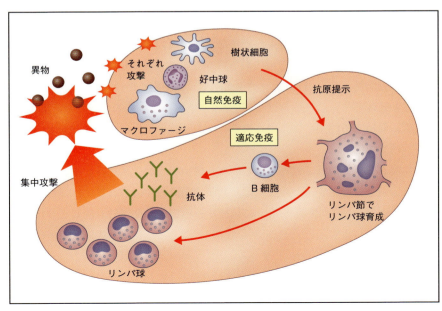

性化したキラーT細胞は増殖し，病原体・異物などに感染・傷害を受けた細胞に向かいます．感染・傷害を受けた細胞の表面には，そのことを知らせるために抗原が提示されます．この抗原とキラーT細胞が結合することで，キラーT細胞はウイルス感染細胞を認識できるのです．

　キラーT細胞は，病原体・異物などに感染・傷害を受けた細胞を殺傷することで，細胞内に侵入したウイルスを排除します．

　また，マクロファージや樹状細胞による抗原の提示により，キラーT細胞だけでなくヘルパーT細胞も活性化・増殖します．

　活性化したヘルパーT細胞は，食細胞であるマクロファージや好中球を活性化させ，キラーT細胞に殺傷された細胞と病原体を食作用によって処理するサポートをしています．ちなみに，ヘルパーT細胞はマクロファージの活性化だけでなく，キラーT細胞の活性化もサイトカインによって行っています．このように，細胞性免疫では，さまざまな免疫細胞が連係して，病原体・異物を排除しています．

―体液性免疫（B細胞）―

　異物・抗原が体内に侵入すると，器官・臓器内に存在するマクロファージ大食細胞が取り込みます．その異物刺激を受けて，T細胞およびB細胞に対し，異物，抗原が侵入してきたことを情報として伝えます．そして分化したキラーT細胞などがこれを攻撃して宿主を防衛します．

　この細胞性免疫に対し，体液性免疫では，B細胞に情報が伝達されます．すると抗体産生細胞（形質細胞：プラズマ細胞）にハイスピードで分化し，抗原に対抗する物質を作り出します．この物質が，免疫グロブリンというタンパク質です．

　免疫グロブリンは，異物・抗原に取り付いて破壊作業を行います．これが抗原抗体反応です．この反応は，血液や組織内で行われます．体液性免疫とよばれ，好中球も同じように抗原から直接刺激を受け，同じように防御反応を示します．

❋ 細胞性・体液性免疫低下の例

　自然免疫がどんなにがんばっても，適応免疫の細胞性・体液性免疫が低下してしまうこともあります．

　たとえば，全身性の熱傷を負い，わずかに自分の皮膚が残った場合，頭，足の裏などから採取した皮膚を切手状にして，患部に貼っていきます．または，スキンバンクセンターから提供を受けた cadaver（死体）の皮膚を 3～6 倍のメッシュ状・シート状にして利用します．すると，自己の皮膚は移植された皮膚を手がかりにしながら再生していきます．

　通常では皮膚移植後，約 3 日目から，移植された皮膚は免疫細胞により攻撃され（拒絶反応），自己融解（autolysis，オートリシス）が始まります．重症熱傷の場合，過大侵襲から交感神経が優位になり，拒絶反応が始まっても細胞性免疫が低下しているため，拒否・排除・再生に時間がかかります．移植された皮膚を認識し，すこしずつ生体の細胞性免疫や適応免疫の細胞群が力をつけていき，排除が始まります．

　なお，ステロイドや免疫抑制薬を使わない場合，60～100 病日ぐらいかけて，本来の皮膚組織とは異なる結合組織により修復されます．この部位を瘢痕組織といいます．

❋ 免疫細胞は造血系幹細胞から生まれる

　免疫細胞のマザーベッド（mother bed：母床）は，骨髄の造血系幹細胞です．白血球の 1 つに単球（monocyte：モノサイト）があります．この単球が組織や体腔に出ていったとき，マクロファージに形を変えます．同じような機能を持つものが樹状細胞です．

　白血球には単球のほかに，好中球，好酸球，好塩基球といわれる顆粒球，リンパ球があり，これらを総称して白血球といいます．ほかに，血小板，肥満細胞（マスト細胞），T 細胞，B 細胞，NK 細胞など免疫細胞群が，造血系幹細胞から産生されます．

❋ クリティカルケアでは

　クリティカルな患者の身体の各所には，さまざまなカテーテルやドレーンが挿入されています．これは，起炎菌の侵入門戸が多いことを示しており，感染

の可能性が高まっているといえます．そのためクリティカルケアでは，感染症の発症にかかわる免疫機能について理解しておくことが重要です．

―クリティカルな患者と自然免疫―

急性炎症があるクリティカルな患者の生体内で，最初に活躍するのは自然免疫であり，即時的に反応して効果を発揮します．

SIRSのときの急性炎症では，大型の単核細胞であるマクロファージ，好中球，NK細胞が活性化して異物を殺菌，貪食します．血液中では，白血球，CRPの増加で確認できます．これらがみえれば，原因となっているカテーテル類を観察し，いち早く抜去するなどのケアにつながります．

―そして適応免疫へ―

一方，適応免疫は，自然免疫のガードを乗り越えた抗原を認識して，抗原を排除しながら特異的な抗体をつくる反応です．その反応は無限であり，急性炎症の際は4日～1週間かけて，すこしずつ活性化して機能を果たします．

抗体を形成する過程での初期の担い手は，マクロファージです．マクロファージは適応免疫をもつかさどり，抗原を認識する能力を持っています．ヘルパーT細胞に対し，抗原の正体を分析しサイトカインを介して情報を提示します．その後，サイトカインを介してB細胞に抗体を産生させます．

マクロファージの抗原認識能力があるからこそ，抗体が産生されるわけです．免疫のつながりは奥が深いですね．

✻ 自律神経と免疫応答

過大侵襲となっているときには，交感神経が優位になります．SIRSの状態では，マクロファージや好中球などの自然免疫活性が高まっています．一方，急性炎症に遷延的に反応（4～6日後）するリンパ球を中心とした適応免疫の活性は高まっていません．

しかし，交感神経の過剰な興奮・緊張状態が持続すると，つまりSIRSのよ

CRP：C-reactive protein，C反応性タンパク

図8 自律神経と免疫バランス

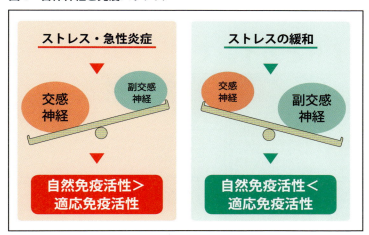

うに高サイトカイン血症が続くと，免疫機能自体が低下します．また，副交感神経の過剰な興奮・過緊張状態も同様に免疫機能を低下させます．

頭部外傷など，脳損傷を負った患者（交感神経が非常に興奮している状況）のサイトカインを測定すると，時としてIL-10が多量に分泌されている場合があります．IL-10は抗炎症性サイトカインの作用があります．つまり，炎症性サイトカインの産生を阻害しており，自然免疫活性を低下させています．また，適応免疫の機能も低下させています．

抗炎症性サイトカイン優位の状態をCARS（代償性抗炎症反応症候群）といいます．すべての免疫が抑制状態に陥った状態です．すなわち，交感神経の過緊張状態の持続は生体にとってよいことではないということです．

たとえば経腸栄養を行っている場合でも，交感神経の過剰な緊張は，腸管機能を低下させ，腸からの栄養吸収を阻害します．また，かつ肝グリコーゲン，筋タンパクからの糖新生を促進するので，栄養代謝にとってデメリットとなります．副交感神経が優位になるとその逆となります．

つまり，交感神経，副交感神経はバランスが重要ということです（**図8**）．過大侵襲下の場合は，時折，副交感神経を表出させながら回復をはかりましょう．具体的には，鎮痛・鎮静・睡眠，リラクゼーションがきわめて重要になるわけです．

CARS：compensatory anti-inflammatory response syndrome，代償性抗炎症反応症候群

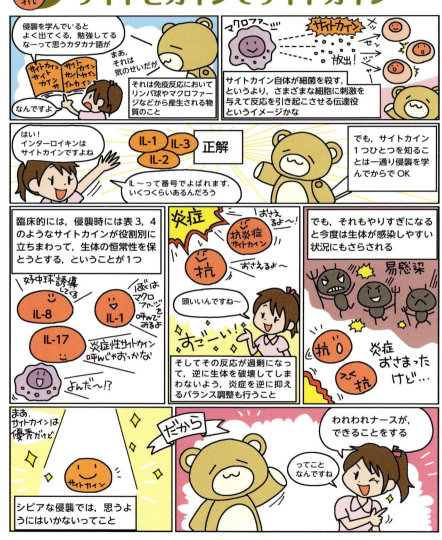

サイトカインのはたらきと炎症反応

☀ サイトカイン（cytokine）

　サイトカインは，さまざまな細胞にはたらきかける糖タンパク液性因子です．産生細胞は，リンパ球（T細胞，B細胞，大顆粒リンパ球），マクロファージ（単球由来），血管内皮細胞，線維芽細胞，好中球などの多くの異なる細胞から産生されます．それらを総称して，サイトカインとよんでいます．なお，サイトカインとは，サイト（cyto, 細胞）とカイン（kine, 作動因子）との造語で，「動くもの」という意味です．

　内分泌ホルモンとの根本的相違は，内分泌ホルモンは産生細胞と標的細胞が決まっているのに対して，サイトカインは産生細胞も標的細胞が多彩であり，時として産生細胞が標的細胞ともなりうるということです．これまで，数多く（数百種類ともいわれる）のサイトカインがすでに発見され，今も発見が続いているようです（**表2**）．

　サイトカインの多くは，作用機序により命名されています．しかし，異なるものなのに作用が同じため同じ名前でくくられたり，同一のものが複数の作用を持つため異なった名前でよばれたりしています．このような混乱を避けるため，遺伝子が同定された場合はインターロイキンとよび，それぞれに番号を付けています（**表3**）．

　サイトカイン群のうち，白血球の遊走作用があるもので互いに類似した構造のものを，ケモカインともよびます．好中球遊走のケモカインとリンパ球，好酸球遊走のケモカインがあり，たとえばインターロイキン-8（IL-8）は好中球遊走のケモカインです．現段階でのサイトカインの機能的分類を**表4**に示します．

表2　サイトカインの特徴まとめ

1. 糖タンパク液性因子 humoral factor または（humoral mediator）
2. 免疫応答や炎症の調節（情報伝達の役目）
3. 局所的，一時的産生
4. 微量で作用
5. サイトカインネットワークを形成する

表3 インターロイキン

IL-1	マクロファージ分泌→急性期反応を誘導
IL-2	T細胞分裂→T細胞の増殖・分化促進．がんの免疫療法
IL-3	T細胞分裂→骨髄幹細胞刺激
IL-4	B細胞増殖，T細胞・肥満細胞の分化に関与．アレルギー反応
IL-5	B細胞刺激→IgAを産生，好酸球刺激
IL-6	マクロファージ刺激→急性反応誘導
IL-7	B細胞，T細胞，NK細胞の生存，分化，ホメオスタシスに関与
IL-8	好中球の走化性を誘導
IL-9	肥満細胞刺激
IL-10	Th1サイトカイン産生阻害
IL-11	急性期タンパク質産生
IL-12	NK細胞刺激→Th1細胞誘導
IL-13	B細胞の増殖と分化を刺激，Th1細胞を阻害，マクロファージの炎症性サイトカインを産生促進
IL-17	炎症性サイトカイン産生誘導
IL-18	インターフェロン-γ産生誘導

表4 サイトカインの機能的分類

インターロイキン（Interleukin，IL）	白血球が分泌し，免疫系の調節に機能する．現在30種以上が知られる．同様に免疫系調節に関与するもので，リンパ球が分泌するものをリンフォカインという．また単球やマクロファージが分泌するものをモノカインということもある．
ケモカイン（chemokine）	白血球遊走の誘導．インターフェロン（IFN）．ウイルス増殖阻止や細胞増殖抑制の機能を持ち，免疫系でも重要である．
造血因子	血球の分化・増殖を促進．コロニー刺激因子（CSF，マクロファージを刺激），顆粒球コロニー刺激因子（G-CSF），エリスロポエチン（EPO，赤血球を刺激）などがある．
細胞増殖因子	特定の細胞に対して増殖を促進する．上皮成長因子（EGF），線維芽細胞成長因子（FGF），血小板由来成長因子（PDGF），肝細胞成長因子（HGF），形質転換成長因子（TGF）など．
細胞傷害因子	腫瘍壊死因子（TNF-α）など．細胞にアポトーシスを誘発する．
アディポカイン	脂肪組織から分泌されるレプチン，TNF-αなどで，食欲や脂質代謝の調節にかかわる．
神経栄養因子	神経成長因子など，神経細胞の成長を促進する．

> **言葉メモ**
>
> **糖タンパク液性因子**
> サイトカインは糖とタンパク質の結合体であり，血中（血清）でさまざまな細胞にはたらきかける物質（液性因子）を意味しています．

✷ サイトカインの誘発反応

　免疫情報伝達物質サイトカインは，内分泌系のホルモンと同様の役割をもちます．侵襲が加わると，マクロファージを起点に，インターロイキンを通じてシグナル，命令を出します．

　たとえば循環系では心係数（CI）の上昇〜低下，全身血管抵抗（SVR）の低下〜上昇，下垂体，副腎は内分泌代謝変動，視床下部では発熱，骨髄では白血球の増加，抗体産生能の上昇など，各種臓器に影響を与えます．また，好中球では走化性の上昇，血管内皮では接着分子の発現を促進します．

　クリティカルケアの臨床現場で最も多いケースは，SIRS の状態から感染などの新たな侵襲を受け，ARDS などを合併し，急激に全身状態が悪化してしまい，結局は MODS（多臓器不全症候群）に陥るというパターンです．

✷ 急性炎症と免疫応答

　侵襲時の急性相反応の主軸は自然免疫です．自然免疫の担い手は，食細胞（貪食細胞）である単球（マクロファージ），多形核白血球（主に好中球）などです．

　組織損傷や感染により炎症が起こると，肥満細胞（マスト細胞）からヒスタ

IL：interleukin，インターロイキン
IFN：interferon，インターフェロン
CSF：coloney-stimulating factor，コロニー刺激因子．マクロファージを刺激．
G-CSF：granulocyte-CSF，顆粒球コロニー刺激因子
EPO：erythropoetin，エリスロポエチン．赤血球を刺激．
EGF：epidermal growth factor，上皮成長因子
FGF：fibroblast growth factor，線維芽細胞成長因子
PDGF：platelet-derived growth factor，血小板由来成長因子
HGF：hepatocyte growth factor，肝細胞成長因子
TGF：transforming growth factor，形質転換成長因子
TNF：tumor necrosis factor，腫瘍壊死因子
CI：cardiac index，心係数
SVR：systemic vascular resistance，全身血管抵抗
MODS：multiple organ dysfunction syndrome，多臓器障害

ミンが遊離します．これを感知した単球や樹状細胞が，必要に応じて組織内に移行し（化学走性による血管外遊走），組織内マクロファージとなって標的を食作用により分解します．一方，好中球はマクロファージと同様に組織内に移行し，食作用を発揮します．次にこれらをもう少し詳しくみてみます．

―白血球が血管壁内に入り込むために―

炎症時には，免疫細胞の組織内移行をサポートするため血管透過性の亢進が起こっているわけですが，これだけでは，白血球が血管内壁に着陸するにとどまり血管外に浸潤することはできません．

通常白血球は，血管壁の近くを流れていますが，血管壁に接着・粘着することはありません．そこで，白血球自身が血管内壁に接着しなければならないのですが，これには，リガンドという接着因子が活躍します．

急性炎症が起こった場合，白血球表面の接着分子と血管内皮細胞の接着分子が，それぞれリガンドを出し接着します．各接着分子の組み合わせはパターンが定まっており，特定の接着分子は特定の接着分子に対応します．

―リガンド発現からローリング現象―

血管内皮細胞は，炎症組織からの TNF-α や IL-1 などのサイトカインによる刺激を受け，血管内皮細胞の表面に E-セレクチンというリガンドを発現します（この反応は，数十秒から数分で起こるようです）．これにより，血液中の白血球が，とくに細静脈の血管内皮細胞に粘着（接着）しやすくなります．

一方，白血球は表面に，セレクチンリガンドを持っています．これによって，白血球は，セレクチンを発現した血管内皮細胞と接触し，血管の表面を転がるようになります（ローリング現象，**図9**）．

―接着結合，そして浸潤へ―

しかし，このときはまだ弱い接着です．白血球は，血管内皮細胞や炎症組織からの IL-8 などのサイトカインにより活性化され，最初よりしっかりした接着因子（インテグリン，LFA-1 や VLA4）が発現されます．血管内皮細胞では,白血球から接着因子発現のサイトカインシグナルを受けて，

図9　ローリング現象

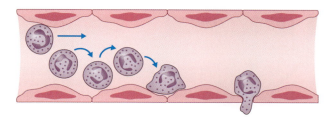

表面にインテグリンリガンド（ICAM-1），遅れて VCAM-1 が発現され，それぞれに強い接着結合（sticking）します．

このとき，白血球は平らに変形して血管内皮細胞と強く接着します．そして白血球は，血管内皮細胞間を遊走（潜り抜けて，transmigration）して，組織内の炎症巣へ浸潤してゆきます．

白血球の粘着性亢進は，侵襲後数分から細静脈側の毛細血管内皮細胞で起こり，15～30分後に増強するといわれています．そして数時間後にピークに達し，約20時間後には粘着性亢進は消失するようです．

これらの食細胞である好中球は，最終的には死にます．死んだ組織，死んだバクテリア，さらに生きている食細胞と死んだ食細胞の集まったものが，膿として観察されます（これにはマクロファージも含まれます）．

✱ 侵襲と免疫応答反応

生体に組織損傷が加わったり，病原体や異物が進入すると，視床下部－下垂体－副腎系（内分泌系）が活性化します（**図10**）．この変化に影響を与えているのは，免疫細胞から産生分泌されるサイトカインです．サイトカインが内分泌系を刺激するわけです．

刺激を受けた内分泌系は，カテコールアミンのようなストレスホルモンや副腎皮質ホルモンを分泌し，循環・代謝機能をはじめとした生体の重要な諸機能の恒常性を維持しようとします（**図11**）．

―最初に活躍するサイトカインは発熱にも関与―

侵襲時に最初に産生されるサイトカインは，炎症性サイトカインとよばれる TNF-α，IL-1，IL-6 などです．これらのサイトカインは，多くの

図10 侵襲による全身反応

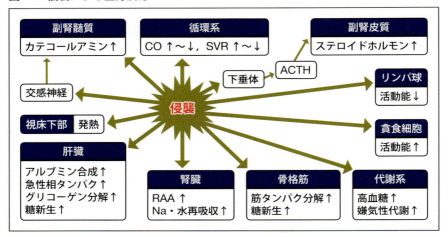

「樽井武彦ほか：生体反応の発動機序．外科，69（7）：751-756，2007．南江堂」より許諾を得て改変し転載．

図11 サイトカインによる生体反応

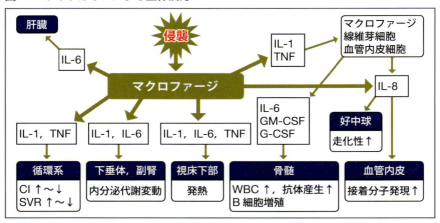

「樽井武彦ほか：生体反応の発動機序．外科，69（7）：751-756，2007．南江堂」より許諾を得て改変し転載．

機能を持ち合わせた多様性物質です．

　たとえば，血管内皮に作用し，炎症病巣へ白血球を到達させるための環境を促進させます（炎症促進，血管透過性亢進）．また，炎症が沈静化してきたころには，組織修復にも作用します．

一方でサイトカインは，ベッドサイドで頻繁に観察される発熱にも関係しています．放出されたサイトカイン類が脳の視床下部の血管内皮細胞に作用すると，血管内皮細胞内でプロスタグランジン合成酵素群が産生されます．これにより，プロスタグランジン E_2 が産生されます．血管内皮細胞内で産生されたプロスタグランジン E_2 は脳組織中へ拡散し，視索前野とよばれる体温調節中枢にある神経細胞の表面にある EP_3 受容体に作用します．そして，発熱（体温上昇）にかかわる脳内の神経回路が活性化されます．その結果，一連の過程を経て，末梢（骨格筋）での熱産生（戦慄）反応や放熱抑制（皮膚血管収縮）反応が起こっているのです．

ちょっと応用

非ステロイド性解熱鎮痛薬のメカニズム

ちなみに，アスピリンに代表される市販の非ステロイド性解熱鎮痛薬の多くは，プロスタグランジン合成酵素群のなかのシクロオキシゲナーゼ（COX）とよばれる酵素のはたらきを阻害することで，プロスタグランジン E_2 を作らせないようにして発熱のメカニズムを抑えています．

―抗炎症性サイトカインが産生され負のフィードバックが起こることも―

炎症性サイトカインが産生された後に，引き続いて炎症性サイトカインに抑制的に作用する IL-10 などが産生されることもあります．この抗炎症性サイトカインの産生は，侵襲に対して防御的に，また炎症性サイトカインが過剰になりすぎて生体に破壊的に作用しないようにするためともいわれています．

しかし，抗炎症性サイトカインの作用が炎症性サイトカインの作用より勝って，かつ遷延してしまうと，生体の免疫防御能が低下してしまいます．感染の遷延や新たな感染症を発症し，さらには臓器障害へ進展する可能性も高くなります．抗炎症性サイトカインが炎症性サイトカインより優位な状態を，CARS とよび（p.109 参照），また，SIRS と CARS が同時，あるいは繰り返して起こる MARS なる概念も提唱されています（**図 12**）．

つまり，侵襲時に副腎皮質ホルモンがたくさん分泌され続けると，炎症

COX：cyclooxygenase，シクロオキシゲナーゼ

を起こしている病巣の反応を沈めるだけでなく，炎症性サイトカインを放出している免疫細胞にはたらきかけてサイトカインの放出を抑えるようになります．このようなはたらきを負のフィードバックといいます．抗炎症性サイトカインが優位になると免疫能そのものが低下するので，生体（宿主）は易感染性の環境にさらされるわけです．

── クリティカルケアでの second attack theory ──

クリティカルケアの臨床現場で遭遇する最も多いケースは，侵襲によって高サイトカイン血症の状態（SIRS）となっている時点から，感染などの新たな侵襲を受けると ARDS などを合併し急激に全身状態が悪化してしまい，行き着くところは MODS へというパターンではないでしょうか．

生体は，最初の侵襲（組織損傷などの first attack）によって組織破壊や消化が起こると，損傷を修復するため生体防御系が作動します．このとき，

図12 侵襲後の免疫能・炎症反応の変動（SIRS・CARS・MARS）

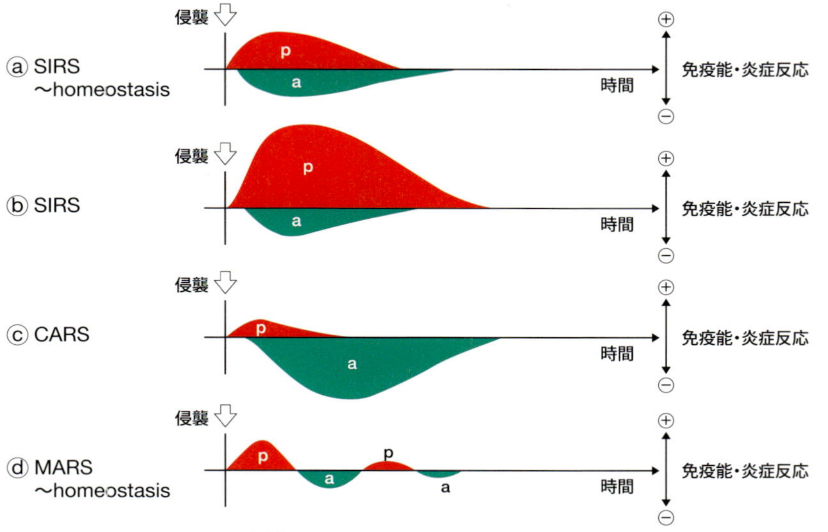

p：proinflammatory cytokines，炎症性サイトカイン　a：anti-inflammatory cytokines，抗炎症性サイトカイン

小川道雄：侵襲キーワード，メジカルセンス，p.144，1999．より引用

MARS：mixed antagonistic response syndrome

第3章 侵襲のトライアングル 免疫系

図13　侵襲後の臓器障害の発生機序－サイトカインと second attack theory －

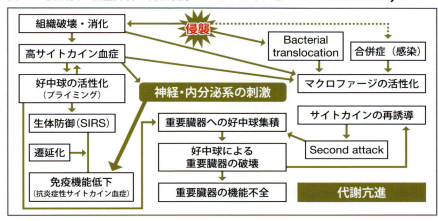

　サイトカインは同時に好中球をプライミングして重要臓器に集積させます．この状態がSIRSです．

　このときに新たなる合併症（感染，バクテリアルトランスロケーション，そのほかの生体にとっては大きなイベントとなる事象）が起こると，サイトカインの再誘導が起こります．サイトカインは重要臓器に集積した好中球に作用します．その結果，好中球はそこに異物，異種タンパク，細菌などが存在しないにもかかわらず，自身の短い生命をかけて強力なタンパク質分解酵素（エラスターゼ）や組織傷害性活性酸素（フリーラジカル）などを分泌します．

　そして，血管内皮から臓器を攻撃して臓器傷害を惹起することが考えられています．このような説を second attack theory といいます（**図13**）．

〈引用・参考文献〉
1）小川道雄ほか：侵襲に対する生体反応とサイトカイン．外科治療，67（5）：574-581，1992．
2）樽井武彦ほか：生体反応の発動機序．外科，69（7）：751-756，2007．
3）小川道雄：新・侵襲とサイトカイン．p.55，メジカルセンス，1999．
4）松浦成昭ほか：炎症免疫反応．救急医学，30（9）：1008-1014，2006．
5）村田厚夫：サイトカインとは．救急医学，26（13）：1787-1791，2002．
6）J.H.L.Playfair, B.M.Chain（田中伸幸訳）：一目でわかる免疫学 第4版．メディカル・サイエンス・インターナショナル，2007．

第4章 体液・電解質

4 体液・電解質

侵襲時の体液って何が大事？

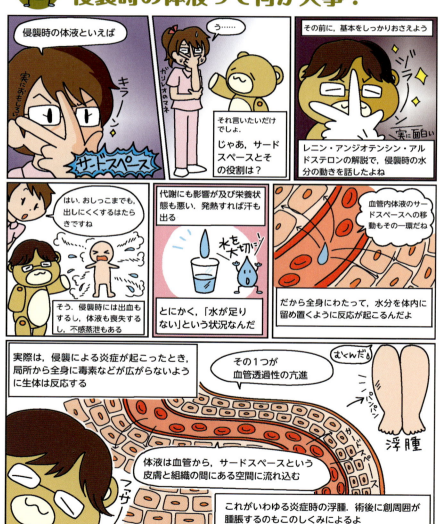

→次は p.138

侵襲によって体液・電解質はどんな反応・変化をする？

❋ 生体は体液を保持しようとする

　外科的手術や外傷などにより組織損傷を受けると，創が形成され，出血することがあります．形成された創が露出していると，創面から，通常の皮膚より圧倒的に多い体液の不感蒸泄も生じます．

　そしてこの状態が持続すると，体液が減少していきます．それだけではなく，機能的細胞外液の分布そのものが変化してしまいます．分布の変化は，結果的に機能的細胞外液の減少として現れます．熱傷患者をケアしたことがある人は，あの激しい体液の変動を目の当たりにしていることでイメージできるでしょう．

　　―循環血液量を維持するための反応―

　侵襲に対する生体反応で最も顕著な反応は，細胞外液を体内に保持しようとする反応です．外傷や熱傷などの侵襲でとくに顕著です．

　外科的侵襲を負った患者は，循環血液量の減少，血圧の低下が刺激となり，抗利尿ホルモン（ADH）の分泌が亢進します．さらに，レニン-アンジオテンシン-アルドステロン系も賦活化し，腎尿細管におけるNaと水分の再吸収を促進します．これにより，体外への尿，Naの排泄を低下させます．さらに，消化管への水分排泄などの抑止反応も作動し，体液を保持しようとする反応が生じます．

　なぜ侵襲時にNaと水分を保持するかというと，1つは，循環を維持するためです．また，カリウムや水素イオンを細胞内，体外へシフトさせて，血液，細胞外液をアルカローシスに傾け，侵襲時に起こりやすいアシドーシスを防ごうとする合目的反応だとも考えられます．

❋ 炎症が起こると浮腫を生じる

　一方，組織が損傷されるような侵襲を受けた場合，血管透過性が亢進し，血管内の体液はNaとともに血管外に移動します．その体液は，サードスペース（セカンドスペースという組織間隙とは違う隙間空間）に非機能的細胞外液（浮

ADH：antidiuretic hormone，抗利尿ホルモン，バソプレシン

腫液)として存在し,それが浮腫となるのは先述のとおりです.

―炎症だけでなく感染も―

　感染でもおおむね同じような反応や変化を生じます.すべての感染がそうなるわけではありませんが,生体内では,侵入した病原体や毒素による反応が局所で炎症反応となり,侵襲が局所から全身に拡散しないようにしています.まずは血管透過性を亢進させて,白血球の局所滲出,血漿などの防御因子の局所漏出がなされます.さらには血液凝固を促進します.そして血管内を閉塞させ局所の酸素濃度を低くし,嫌気性環境を作りだしていきます.これにより,病原体の増殖を抑制したり,全身への毒素の拡散を予防するのです.

　ただし炎症反応は,時として皮肉にも,局所にとどまりません.血管循環を介して種々のケミカルメディエータは全身に循環します.そのため,血管透過性亢進による浮腫などの変化が,全身に現れるのです.

正常な体液分布と体液の移動

　侵襲時の体液は上記のように変化しますが,損傷や炎症が起こる前は,体液の移動はどのように行われているのでしょうか? ここでは異常を知るための土台として,血管透過性亢進が起こる前の正常な状態での体液移動を概説します.

※ 体液の区分

　通常,成人の体液区分は,細胞内と細胞外に分けることができます.その区壁になっているのが,細胞膜です.

　細胞外はさらに血漿(plasma)と組織間に分けられ,毛細血管によって仕切られています.体内に配分されている水分を100%とすると,67%がファーストスペースに相当する細胞内液(ICF),残りの33%が細胞外液(ECF)になります.

ICF:intracellular fluid,細胞内液
ECF:extracellular fluid,細胞外液

第4章 体液・電解質

　細胞外液は，血漿とセカンドスペースに相当する組織間液（ISF）に1：3の割合で配分されています．つまり，細胞外液の3/4（75％）が組織間液となるわけです．細胞外液は体液全体の33％なので，その1/4（25％）が血漿（33×0.25=8.25％），3/4（75％）が組織間液（33×0.75=24.75）という計算になります．

　単純にすると，体重の約60％が全体液量，そのうち約40％が細胞内液（ICF），残りの約20％が細胞外液（ECF）です（図1, 2）．さらに，20％の細胞外液のうち約15％が組織間液（ISF），約5％が血漿（血管内液，循環血液量）に配分されています．血漿区分は全体のおよそ1/12（8.25％）にすぎないのです．

　これらの各区分体液は，交通しながら，一定の均衡を維持しています．

✹ 体液はどうやって移動しているのか

　さて，血管内外の体液移動と交換はどのように行われているのでしょうか．これは，フランク・スターリングの法則でおよそ説明ができます．

―細動脈圧・細静脈圧と膠質浸透圧―

　正常な細動脈圧は32〜35 mmHg，細静脈圧は5〜15 mmHg（心不全などでうっ血でもなければ1桁）前後です．この圧は，血管内にかかっている体液圧（静水圧）です．

　一方，血管内の血漿には，アルブミンを主とした膠質（コロイド）が存在しており，それ自体が約25 mmHgの浸透圧（膠質浸透圧，COP）を有しています．COPの25 mmHgは理論値です．実際にはさまざまなタンパク質が存在しており，基準値は28 mmHgとなります．

　この膠質浸透圧は，血管内でNaや水などを血管外に漏出しないように引きつけています．タンパク質濃度により浸透圧は変化しますが，動静脈内はともに差はありません．それ以外にも，組織圧や組織膠質浸透圧が発生していますが，そこにアルブミンが大量に存在しない限りは無視してもよい範疇，ということになるでしょうか．

ISF：interstitial fluid，組織間液
COP：colloid osmotic pressure，コロイド浸透圧，膠質浸透圧：oncotic pressure

図1 正常体液分布と移動

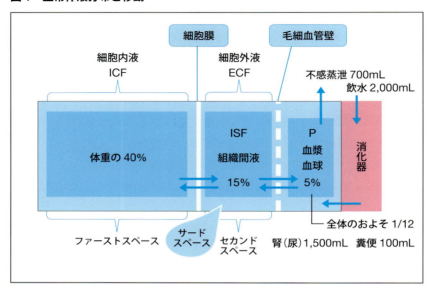

図2 体内水分量の分布

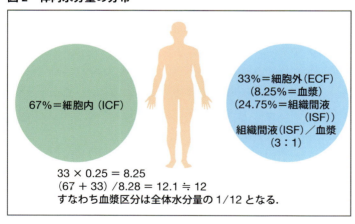

―圧力の較差を利用して移動―

　重要な点は，細動脈圧と膠質浸透圧の較差が 4 〜 8 mmHg（[32 〜 35]－ 28）で，細静脈圧と膠質浸透圧較差はマイナス 23 〜 13 mmHg（[5 〜 15]－ 28）であることです（**図 3**）．つまり，細動脈圧側の毛細血管外に押しだそうとする圧力のほうが，血管内部の引きつけておこうとする圧力よりも上回っているのです．そして細静脈側毛細血管では，逆の現象が起きています．

　したがって，細動脈から押しだされた体液は，血管外から自由水として組織間液へ移動します．組織間液は，細静脈へ膠質浸透圧の引きつける圧によって，自由水として血管内へ移動します．

　しかし，その移動量はリンパ管に比べるとわずかです．大循環に戻るための移送管としては，ほとんどがリンパ管を介して行われています．リンパ管での細胞外液の交通量は，なんと 1 分間に 2 〜 3 L にものぼるのです．

図3　末梢循環と細胞外液の濾過

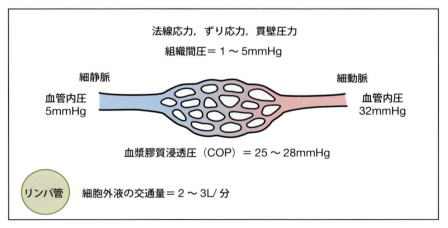

※ 体液区分とふだん行っている輸液

―いきなりですが，問題です―

　尿が出ない成人患者に5％のブドウ糖液を1,000 mL輸液したら，その1,000 mLはどこに行くのでしょう．ヒントは，体液区分の比率です．

　正解は，細胞内液667 mL，細胞外液333 mL（血管内83 mL，組織間250 mL）になります．5％のブドウ糖液は，等張液ではあるものの，すみやかに代謝されてただの水となります．すなわち，体液区分に準じて配分されることになります．

―さらに問題です―

　では，（通常はそんなことはしませんが）500 mLの血管内体液の損失を補充するため，5％のブドウ糖液を用いたら，どのくらいの量を輸液しなければならないでしょうか．答えは，もうおわかりですね，血管内に83 mLを補充するのに1,000 mLの輸液が必要なのですから，500 mLならその6倍量，6,000 mLの輸液が必要になります．

　晶質（クリスタル）液である乳酸加リンゲル液（ラクテック®）や酢酸加リンゲル液では，どうでしょうか．1,000 mL投与すると，血漿に250 mL，組織間に750 mLとなります．

　ラクテック®は細胞外液とほぼ同じ浸透圧なので，細胞内液までは浸透しません．そして組織間と血管内の体液区分比率は3：1なので，血管内に500 mLを補充するには，2,000 mLが必要になります．つまり，目的補充量を得るためには，4倍相当のラクテック®が必要になるのです．

―アルブミン溶液や高張ナトリウム溶液では？―

　では，5％のアルブミン溶液の投与では，どうなるのでしょうか．5％のアルブミン溶液は，アルブミンが50 mL（1,000 mL×0.05％=50 g）含まれています．

　アルブミンは1 g当量20 mLの電解質を含む水を引きつける浸透圧があります．また，アルブミンの体内配分は血漿：組織間が3：1なので，血漿750 mL，組織間250 mLという配分になります．

　さらに，7.5％高張ナトリウム溶液250 mLを投与した場合は，どのよ

うな配分になるのでしょうか.

　7.5％高張ナトリウム溶液の濃度は，血液とほぼ同じ浸透圧であるNaCl 0.9％生理食塩液の約8倍に相当します．そのため，8倍の浸透圧となり，細胞内から1,750 mLの水を引きつけて，2,000 mLの細胞外液を生み出します．その配分は，血漿：組織間が1：3なので，血漿500 mL，組織間1,500 mLになります．

　このような輸液の配分は，1分間に2～3L行われる水の移動からすると，きわめて短時間に起こることが容易に推察されますね（**図4**）．

図4　晶質液と膠質液の体内分布

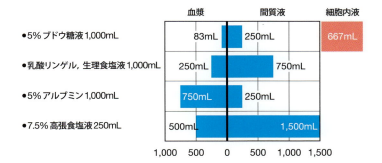

―循環血液量からみた血管内分布―

　一方，循環血液量は，70 mL/kgで推計できます．体重80 kgの場合，循環血液量は，80（kg）×70 mL/kg÷100＝56 dL（5,600 mL）となります．

　循環血液量が3,000 mLと推計した患者を仮定します．そのときのヘモグロビン（Hb）値は12 g/dLでした．ここで500 mLの晶質液輸液で，Hb値が11 g/dLとなったとします．このとき，血管内と血管外の輸液配分はどうなるでしょうか．

　Hb値が12から11 g/dLと変化（低下）したので，500 mLの輸液によって，Hb値は1.09倍に希釈されたことになります．つまり循環血液量は，3,000×12/11＝3,300 mLとなります．もともと3,000 mL循環していたので，新たに投与した500 mLの輸液の血管内分布は，3,300－3,000＝

Hb：hemoglobin，ヘモグロビン

300 mL となります．そして血管外分布は，500 mL－300 mL＝200 mL となります．

したがって，この時点で 500 mL 投与した輸液の配分は，血管内分布は 300 mL，血管外分布は 200 mL と考えることができます．

ちょっと応用

ついでに投与タンパク質を追いかけるのも面白い

たとえば，新鮮凍結血漿（FFP）を投与した場合．

投与前の総タンパク（TP），アルブミン，アルブミン－グロブリン比（AG比）の検査値を確認します．その後（翌日），検査値に変化がない場合は，どこかに失われたかもしれません（アルブミンの代謝回転速度・半減期は 2 〜 3 週間程度のため）．

もちろん，血管内容量の増加によって希釈された可能性もあります．それ以外にも，たとえばドレーン，創傷，滲出液，尿などの排出があるなら，そこから排出されているかもしれません．あるいは，サードスペース，腹水，胸水として移動したのかもしれません．

胸水なら，X線の撮影もフラットから坐位になるかもしれませんね．エコー検査が必要になる場合もあります．ベッドサイドでのフィジカルイグザミネーションを積極的に実施してみてはいかがですか？

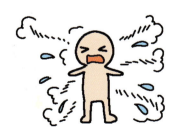

FFP：fresh frozen plasma，新鮮凍結血漿
TP：total protein，総タンパク

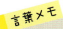

輸液の種類

よく使用される基本輸液として，ラクテック®やヴィーン®Fなどがあります．これらは血漿，細胞外液とほぼ同じような成分と浸透圧を持っているため，等張液とよばれています．

追加するブドウ糖の濃度によって，1号輸液，2号輸液，3号輸液，4号輸液というよび名が使用されています．3号輸液は維持輸液であり，フィジオゾール®3号輸液，ソリタ®-T3号輸液などがあります．

維持輸液は，代謝された後ほとんど水しか残らないため，低張液とよばれています．

表1　輸液の種類

等張液	血漿浸透圧（280 Osm/kgH$_2$O）と同じ濃度の水溶液 0.9% 生理食塩液 5% ブドウ糖液 ブドウ糖加乳酸リンゲル液
高張液	血液浸透圧より高い液体 赤血球が収縮
低張液	血液浸透圧より低い液体 赤血球は膨化し破裂する

表2　代表的輸液の特徴

浸透圧	輸液	目的	注意点	備考
等張液	5% ブドウ糖液	自由水の補充 高張性脱水の補正	単独：希釈性アシドーシス体液過剰希釈	カリウムフリー
	生理食塩液	細胞外液の補充 Hypovolemic shock	水中毒 大量急速投与：アシドーシス	カリウムフリー
	乳酸リンゲル液 酢酸リンゲル液 ハルトマン ラクテック® ソルラクト®	細胞外液の補充 広範熱傷，手術時 大量嘔吐 大量下痢	重症肝不全，ショック状態では乳酸アシドーシス →代用：ヴィーン®F	カリウム
	ブドウ糖加 乳酸リンゲル液	細胞外液の補充		カリウム
低張液	維持輸液 （3号輸液）	正常人の水分，電解質の平均必要量 体液のバランスが乱れておらず，異常喪失のない場合		カリウム

術中・侵襲時の体液と電解質

❋ 必要輸液量を計算してみよう

術中の輸液管理で必要な水分量は，計算式により**表3**をもとに求めることができます．

たとえば，体重50 kgの患者が5時間の心臓開胸手術をしたとすると，必要な水分量は4(mL)×50(kg)×5(h)＝1,000 mLとなります．つまり，この患者に何もなければ，不感蒸泄量をふまえても1,000 mLの輸液を行えばよいということです．

大腸・小腸の手術では，不感蒸泄量が多くなるため，他臓器の手術よりも輸液量が必要です．たとえば，体重50 kgのイレウス患者が5時間の手術をしたとすると，必要な水分量は10(mL)×50(kg)×5(h)＝2,500 mLとなります．

もし，計算した値以上の輸液を要したならば，何か輸液をそれ以上に投与しなければならないイベントが発生したのではないかと考えることが重要です．

表3　術中輸液（体液管理）の目安（細胞外液中心に投与）

手術部位	不感蒸泄量 （mL/kg/手術時間）	補正条件
胸部（開心術）	4〜5	出血量 尿量 その他
腹部（開胸・開腹術）	5〜15	―
胃・食道・肝臓	5〜6	―
肝臓・大腸・小腸・イレウス等	10〜15	―

❋ 輸液管理と体液バランスチェックの重要性

術後はICUや病室での輸液管理が始まります．

術後患者では，血管透過性が亢進し，麻酔から覚醒し，交感神経抑制から解き放たれて，末梢血管が収縮して血圧が上昇します．あるいは，全身麻酔・外科的侵襲から離脱せずに低循環状態であったり，人工呼吸管理を容易にするための鎮痛・鎮静の実施により副交感神経が優位となって末梢血管が拡張したり

するなど，さまざまな生体環境が変化しています．

したがって，術直後の体液管理は，術中にどれくらいの体液状態にあるのかを把握する必要があります．そのうえで，血管透過性亢進によるサードスペースへの血管内容量の移動を推量し，体液の過不足を是正することが大切です．

皆さんは，輸液管理と体液バランスチェックは，このように意味を持って行っているでしょうか？

✱ 侵襲時の体液・電解質移動

このようなしくみによって営まれている体液移動ですが，侵襲時の留意点は，血管透過性の程度によって，サードスペースにシフトする体液量が異なることです．

繰り返しになりますが，通常，Na は水を引きつける性質を持っています．血管透過性亢進が生じると，Na に引きつけられた水が，Na とともに大量に血管外にシフトします．そしてさらに著しい血管透過性の開大が生じると，ふだんはほとんど通り抜けないような，膠質浸透圧を形成しているタンパク質さえも移動してしまうのです．その際，タンパク質がさらに Na と水を引きつけながら血管外に体液を移動させます．これが侵襲時のサードスペースに死蔵された非機能的細胞外液（浮腫液）となるわけですね．

✱ 炎症と血管透過性亢進

総括の意味で，侵襲時の体液，電解質の移動を，炎症と微小循環の視点からみてみましょう．

言葉メモ

浮腫のできかた

浮腫の成り立ちは，一般的に，急性左心不全のような肺静脈の血管内圧が高くなり血管内の体液が漏出してくる場合と，血管透過性が亢進して血管内の体液が滲出してくる場合があります．組織損傷などの侵襲によるものは後者によって起こります．

―第1期：刺激から浮腫が生じるまで―

　生体組織は，炎症を起こすほどの刺激を受けると，最初はその付近の細動脈がほんの数秒間収縮します．その後間もなく，毛細血管から細静脈の拡張，次いで細動脈が拡張し，血流が増加します．細動脈の収縮開放から，毛細血管が開通し，細静脈まで血液が充満して，いわゆるうっ血した状態となります．

　そして細動脈はさらに拡張し，血管内は充血状態となります．この状態のとき，炎症は発赤，熱感として認識することができます．

　その後間もなく血管透過性が亢進し，血漿など血液の液体成分が漿液として滲出します．これが炎症性水腫（浮腫）となり，この時期を炎症の第1期としています．

―第2期：白血球の血管外滲出―

　次いで，白血球が血管内皮に接着し，血管外へと滲出し，炎症刺激となっている場所へ移動します．この移動を chemotaxis（化学走性，遊走性）といいます．

　初期には，好中球が滲出します．続いて単球（マクロファージ），リンパ球も滲出し，これらが起炎物質の波及を防ごうとします．この時期を炎症の第2期といいます．

―第3期：回復過程―

　急性炎症は，刺激となる因子がなくなると回復してゆきます．

　炎症の結果，損傷を受けた部位は，肉芽の形成や血管の新生により回復に進みます，この時期が第3期です．

　この刺激が長期に存在すると，慢性炎症となります．

✹ 炎症時のケミカルメディエータ

　炎症時は，肥満細胞や血小板などから放出されるヒスタミンなどにより，局所の血流が増加します．これにより，発赤や熱感が生じるくらいの血管の拡張が生じます．また，血漿中の補体，抗体，凝固因子，キニンなどが組織に漏出し，腫脹・浮腫や疼痛が生じるほどの血管透過性の亢進が起こります．さらに，

第4章 体液・電解質

貪食細胞の好中球, 単球の順に, 起炎物質が存在する場所まで, 遊走・浸潤が起こります.

炎症時の血管収縮と拡張は, 神経系の反応以外に, ヒスタミン, セロトニン, ブラジキニン, プロスタグランジン, NO などのケミカルメディエータを血管内に放出させ, それぞれの作用を果たします (p.186参照).

―ケミカルメディエータのはたらき―

たとえば, 炎症の初期段階では, ヒスタミンやセロトニンが肥満細胞と血小板から放出されます. セロトニンは, 短時間に一過性に血管を収縮させるよう作用します. 続いてヒスタミンが, 炎症局所の細動脈, 毛細血管, 細静脈の血管を拡張させ, 血流を増加させるため, 熱感や発赤が生じるわけです.

ブラジキニンは, 血管内皮細胞の破壊に伴い血液凝固第 XII 因子が活性化されることで, カリクレイン・キニン系から産生されます. ブラジキニンは, 血管透過性亢進作用 (ヒスタミンの15倍) があり, 組織を腫脹させ, 浮腫を生じさせ, その一方では疼痛を発現します.

アラキドン酸から放出されたプロスタグランジンは, 細動脈を拡張させ, 局所の血流を増加させます. これにより, 発赤や熱感をもたらし, 疼痛もきたすとともに, ブラジキニンによる疼痛作用をも増強させます. プロスタグランジンは単球からも産生され, 種々の効果を発現します.

―発熱と浮腫―

発熱は, 内因性発熱物質 (endogenous pyrogen) である IL-1, TNF-α, IL-6, IFN-γ により, 視床下部の血管内皮細胞がプロスタグランジンを産生することによって起こります.

さらにプロスタグランジンは, NO とともに血管透過性を亢進 (血管内皮細胞のアクチンが収縮する) させることによって, 血管内皮細胞の間隙の拡大, 膨化を起こします. これにより, 全身の血液中から好中球を中心とした白血球を局所に滲出させて, 血漿などの防御因子を局所に漏出させます. そして腫脹, すなわち浮腫を生じさせます.

IL：interleukin, インターロイキン
TNF：tumor necrosis factor, 腫瘍壊死因子
IFN：interferon, インターフェロン

✲ そしてリフィリング期へ ―浮腫はどうなる？

　サードスペースに貯留した非機能的細胞外液，つまり死蔵された体液である浮腫液は，循環系の正常化，タンパク質濃度の適性化した状態であれば，細静脈からほんの数％血管内に戻されます．残り約8割はリンパ管を介して鎖骨下静脈に入り込み，大循環に返されます．

　戻ってきた体液は循環血液量を増加させます．この変化に相応する腎機能ならば，尿量が増えるわけです．もし，戻ってくる量の水量を処理しきれないと，患者の予備能によっては，心不全，肺うっ血，肺水腫などに陥ってしまうこともあります．

　この時期は，利尿期，リフィリング（refilling：補充，再分配）期とよんでいます．この現象は，個体差は多分にありますが，侵襲を受けてから24〜72時間後のお話です．侵襲からこの時期，尿には電解質であるカリウムも多く含まれるので，このカリウムをはじめ電解質の調整が大切になってくるわけです．

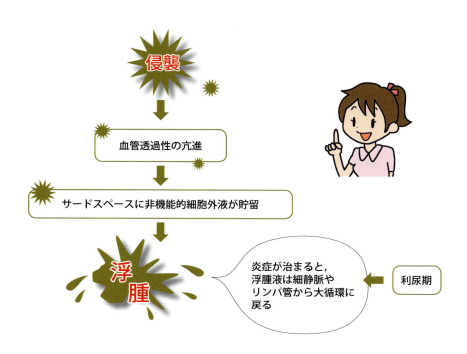

第 5 章

侵襲と凝固・線溶系

5 侵襲と凝固・線溶系

 ## 侵襲時の凝固・線溶系って？

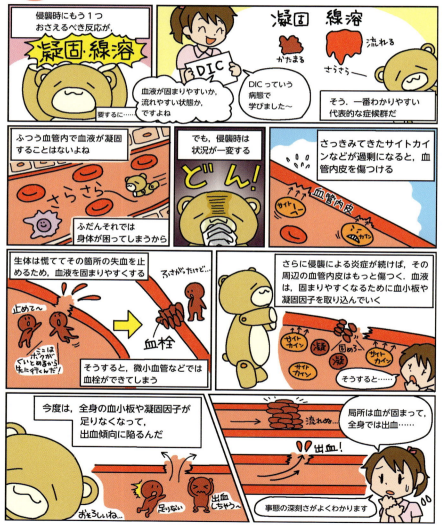

侵襲によって，凝固・線溶機能はどんな反応・変化をする？

☀ 血管内凝固症候群とは

　クリティカルな患者は，手術，外傷，感染症を契機として，播種性血管内凝固症候群（DIC）を合併し，しばしば出血傾向を呈することがあります．これは，凝固線溶異常の代表的症候群ともいえます．

　DICは，血管内では凝固しないはずの血液が，さまざまな重篤基礎疾患によって全身に微小血栓を形成する状態を意味しています．サイトカインや活性化した好中球の作用により血管内皮細胞傷害が生じ，生体内で凝固系が過度に活性化されると，全身の微小血管内に血栓が多発します．その結果，血栓による血管閉塞から臓器障害の発生，さらに血液凝固に必要な血小板・凝固因子が消耗され，全身性に出血傾向，出血をきたしてしまいます．

　発症頻度の高い基礎疾患には，重症感染症・白血病・悪性腫瘍・産科疾患・外傷などがあります．予後不良な疾患や重篤な病態に合併することが多く，DICの合併は基礎疾患の病態を増悪させ，さらに治療を複雑化・困難にしています．

　臨床症状は基礎疾患により異なり，急性白血病などの内科疾患・胎盤早期剥離などの産科疾患は，早期にフィブリンが分解されるため出血症状が顕著になります．一方，重症感染症やショックでは，フィブリンの分解が阻害されるため，臓器不全症状が顕著となります．

☀ 血液の二面性

　血液は，血管内では凝固せず，血管外または血管損傷部位ではすみやかに凝固するという二面性を持っています．この相反する二面性が，DICを理解するうえで重要となります．

―凝固系―

　血液凝固反応の最終段階であるフィブリン生成までには，2つの過程が存在します．1つ目は，凝固第XII因子から反応が始まる内因系です．2つ目は，組織因子（TF）に凝固第VII因子が結合することから始まる外因系

DIC：disseminated intravascular coagulation（syndrome），播種性血管内凝固症候群
TF：tissue factor，組織因子

図1 凝固・線溶反応

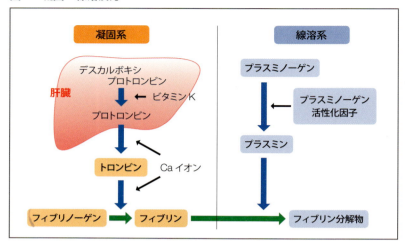

です．これら2つの系は，途中の段階で合流します．

　いずれも出血が起こると，それをきっかけに反応を開始します．出血時には，血管が損傷した部位に血小板が集合して血栓を形成します（1次血栓）．次いで，連続的に多くの凝固因子が活性化し，最終的にトロンビンがフィブリノーゲンを粘着性の高い網状のフィブリンに変換します．そのフィブリンによって，損傷部を覆い止血作業を行います．

　通常，フィブリンは血液中に存在しません．あるのは，主に肝臓で作られたフィブリンを形成するための凝固因子で，血液中を流れています．そして，いったん血管内皮が損傷を受けると，この凝固因子が爆発的に反応を起こし，フィブリンが生成されます．このフィブリンが集まったものが血栓になります（**図1左側**）．

―線溶系―

　通常，血管内では凝固を防止するように線溶系がはたらいています．そして凝固系が活性化され，血栓が形成されはじめると，同時に線溶系が活性化されます．

プラスミノーゲンはフィブリンに接着するとプラスミンになり，フィブリンを分解します．フィブリンは網状の線維素であり，これを溶解するので線溶系と表現しています．

それに対する凝固系制御の機序は複雑多岐にわたります．その1つとして，アンチトロンビン（AT-Ⅲ）がトロンビンを阻害します．また，血管内皮細胞のトロンボモジュリンがトロンビンと結合することで，トロンビンの凝固作用を抑止します．さらに，活性を失ったトロンビンがプロテインCを活性化して，第Ⅴ因子や第Ⅷ因子の活性を抑止する場合もあります（**図1右側**）．

血管内は，このように凝固系と線溶系という相反するシステムのバランスによって二面性を維持しています．

DIC の病態

☀ DIC は凝固の亢進と出血傾向が同時に存在している

血管内皮細胞が損傷され血栓が形成されると，同時に血栓を溶かそうと線溶系も活性化されます．損傷が大きいと血液凝固系が亢進し，線溶系よりも優位になり（溶かすより作るほうが多くなる），溶けずに残った血栓が全身の血管内に微小血栓として多発することになります．微小血栓によって血管が詰まったり細くなったりして血液循環が障害され，臓器の血流が減り，結果として臓器障害が発生します．

損傷が大きく凝固が亢進し続けると，血小板をはじめとする各種の凝固因子が消費されます．肝臓での凝固因子の生成がフィブリン生成の早さに間に合わなくなったり，血栓で肝障害になり機能低下を起こしたりすると，凝固因子が不足してしまいます．すると，血管内皮細胞が損傷されても血栓を作ることができず，出血をきたしやすくなります（消耗性出血）．

このように，DIC は凝固の亢進と出血傾向が同時に存在する病態です．

また，DIC は独立した疾患ではなく，種々の基礎疾患に伴って生じる合併症です．基礎疾患により凝固系が優位，逆に線溶系が優位であったりと，DIC の病態も異なるため，基礎疾患を理解することが重要です．

✹ 感染症と DIC

クリティカルケア領域に最も多くみられる DIC は，敗血症などの感染症に伴うものです．

たとえば，グラム陰性桿菌の内毒素であるエンドトキシンは，単球（マクロファージ）の誘導や，血管内皮表面に TF を発現させます．そしてマクロファージから産生されるサイトカインによって活性化した組織傷害性の好中球などが，重要臓器の血管内皮を傷害します．すると，血管透過性の亢進とともに，微小血管の循環障害をもたらすのです．

―組織障害を機にサイトカインが産生―

この機序は，基礎疾患をはじめとした侵襲により，過剰に産生された炎症性メディエータ（炎症に導く因子）が組織傷害を引き起こすことから始まります．

組織障害を機に，単球から IL-1，IL-6，TNF-α などのサイトカインや補体などが産生されます．これらの因子が血管内皮細胞を活性化することにより，TF を産生します．

産生されたサイトカインと補体はさらに好中球を活性化します．好中球はエラスターゼ（タンパク質分解酵素）や活性酸素を放出し，血管内皮細胞を傷害します．

―抗血栓性物質の産生の阻害―

一方，サイトカインの刺激によって，肝臓の抗血栓性物質であるアンチトロンビン・プロテイン C，トロンボモジュリンの産生低下が生じます．このプロセスにおいて，生体はこれらの抗血栓性物質の濃度を維持し，また tPA（組織プラスミノゲンアクチベータ*）の産生を促進するなどの機構で，負の変化を食い止めようともします．

しかし，好中球が放つエラスターゼやフリーラジカルなどの活性酸素種により，これらの物質の産生も阻害，低下してしまいます．さらに，サイトカイン（TNF-α）は tPA を阻害する PAI-1 の産生を促進します．これら一連のプロセスは，線溶系が抑制されることを意味しています．

tPA：tissue plasminogen activator，組織プラスミノゲンアクチベータ
PAI-1：plasminogen activator inhibitor，プラスミノゲン - アクチベータ - インヒビター― 1，プラスミノゲン活性化阻害因子 1，
*アクチベータ：活性化因子，インヒビター：拮抗・抑制因子

その結果，凝固系の抑制が円滑に行われなくなり，トロンビンが過剰産生され，フィブリンの形成が促進します．

―感染症時のDICは凝固優位になる―

本来なら線溶系が溶解を行うところですが，すでに線溶系の機能は低下しています．全身の微小循環にフィブリン網が生成され，微小血栓形成に由来する臓器虚血・障害が発生しやすい状況になるわけです（**図2**）．

感染症時のDICの特徴は，外因系凝固が活性化することです．加えて，線溶抑制因子であるPAI-1が過剰産生され，凝固優位になります．言い換えると，フィブリン血栓が過剰に生成されるのに，溶かすほうが抑制されてしまい，血液中にフィブリンが多量に存在する状態になるわけです．

図2 微小循環障害と臓器障害

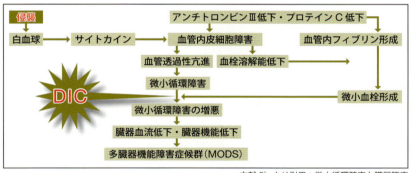

文献6）より引用：微小循環障害と臓器障害

〈引用・参考文献〉
1) 新井盛夫：DIC 診断の実際．DIC: 病態の解明と治療の最前線（高橋芳右編）．p.113-119，アルタ出版，2000．
2) 古賀震：最近注目されている凝固線溶分子マーカー．救急医学，28（7）：823-831，2004．
3) 高橋芳右：DIC の病態の多様性と診断・治療のあり方．DIC: 病態の解明と治療の最前線．p.55-66，アルタ出版，2004．
4) 岡嶋研二：播種性血管内凝固症候群．診断と治療への新しいアプローチ．医学書房，1999．
5) 小川道雄：知っておきたい新・侵襲キーワード．p.266，メジカルセンス，2003．
6) 道又元裕：凝固・線溶系障害とケア．クリティカルケア看護学 第1版．p.78-84，医学書院，2008．

第6章

侵襲と栄養と代謝

6 侵襲と栄養と代謝

侵襲時の代謝って何が大事？

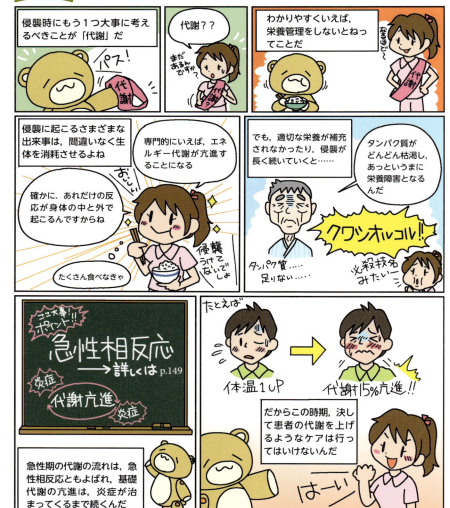

→次は p.157

第 **6** 章 侵襲と栄養と代謝

　生体は摂取された物質を生体内で利用できるかたちに変換し，不要な物質を分解して体外に排出しています．これは，同化（anabolism）と異化（catabolism）からなる代謝（metabolism）という生化学的なはたらきによって行われます．

　栄養（nutrition, alimentation）もその1つであり，生物が健康を維持して生命を維持してゆくために必要な身体の構成成分や，エネルギーとなる物質を外界から身体に取り入れ利用する営みです．

　このとき，外界から取り入れる物質を栄養素といいます．この栄養素には，糖質，脂質，タンパク質に加えてビタミン，ミネラルがあります．それぞれの栄養素は，糖質と脂質はエネルギー源に，タンパク質とミネラルは身体の構成成分に，また，ビタミンとミネラルは身体の機能を調節するために主に利用されています．

侵襲と栄養障害

☀ 栄養障害の弊害

　栄養障害（malnutrition）とは，栄養状態がなんらかの原因で異常をきたしていることを指します．異常があればその異常を改善し，適合した栄養管理を行う必要があります．

　過大侵襲を受けたクリティカルな状態にある患者は，神経内分泌系や免疫応答系の活性化により生じるストレスホルモン分泌亢進やサイトカインなどの免疫応答因子の活性化の影響を受けて，侵襲の種類や程度の差こそあれ，エネルギー代謝が亢進（hypermetabolism）します．この状態では，生体のエネルギー需要は平常時より高くなっています．

　そのため，栄養の需要と供給のバランスが円滑でなくなると，容易に栄養障害，免疫能低下をきたします．これは予後に大きな影響を与えるため，周到な栄養管理が不可欠です．

☀ 栄養障害の種類

　栄養障害は，身体の構成成分に必要なタンパク質と，エネルギー源となる糖質，脂質が十分に供給されなかったときに起こる状態です．この状態をタンパク質エネルギー栄養障害（PEM）と称しています．

PEM：protein energy malnutrition，タンパク質エネルギー栄養障害

PEM状態には，大きく分けて，マラスムスタイプとクワシオルコルタイプの2つがあります．

―マラスムス―

マラスムス（marasmus）は，生理的なストレスを高める侵襲や疾患などがなく，臨床的にはいわゆる飢餓状態であり，著明な体重減少として観察されます．これは，単純にエネルギーとタンパク質の摂取不足により起こる状態であり，タンパク質とエネルギー源のすべてが不足，欠乏しています．

このタイプは，組織のタンパク質を消耗することなく，骨格筋タンパク質や体脂肪が利用される段階として観察されます．この段階では，血清アルブミン値は半減期が約17日間程度と比較的長く，また生体の制御機構がはたらくことで，血清アルブミン値は軽度の低下か，もしくは基準値の場合が多いです．

飢餓，長期に及ぶ栄養の不摂取，若年女子にみられる神経性食思不振症などでみられる栄養障害です．

―クワシオルコル―

クワシオルコル（kwashiorkor）は，エネルギー源は十分ですが主にタンパク質の不足した状態を示しています．これは，生理的ストレスを高める侵襲や疾患によって引き起こされます．

クワシオルコルでは，タンパク質の需要に対する供給の不足によって，低タンパク血症，低アルブミン血症が起こり，全身の浮腫，骨格筋量の低下を認めます．体重は，浮腫によって，むしろ増加する場合もあります．タンパク質が不足する状況とは，臨床的には，過大侵襲を伴う手術，敗血症，熱傷，外傷などでみられます．

したがって，クリティカルケア領域で高頻度にみられる栄養障害はクワシオルコルタイプであり，栄養障害はタンパク質の不足，欠乏状態が中心となっているタンパク質栄養障害（PM）といえます．

PM：protein malnutrition，タンパク質栄養障害

第6章 侵襲と栄養と代謝

✳ クリティカルな患者の代謝変化

過大侵襲時における患者の代謝は，手術や外傷，感染などの侵襲刺激（循環血液量減少，組織損傷，細菌などの毒素，精神的刺激など）が加わると，非特異的なダイナミックな反応を示します．

FD. Moore は，生体が侵襲にさらされると，生体の神経・内分泌・免疫機構・代謝機構に影響を与える急性の生体反応が出現するとし，これを急性相反応（acute phase reaction）とよびました．そしてその代謝変化を4相（①傷害期，②転換期，③同化期，④脂肪蓄積期）に分類しました（**表1～3，図1**）．

表1　急性相反応

Ⅰ相　傷害期	injury phase （侵襲後2～4日間）
Ⅱ相　転換期	turning phase（侵襲後4～7日間）
Ⅲ相　同化期	muscle strength phase（侵襲後1～数週間）
Ⅳ相　脂肪蓄積期	fat gain phase（侵襲後数週間から数か月）

図1　侵襲後の経過と代謝相変化

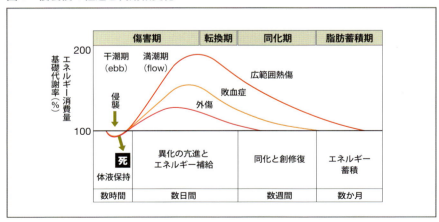

小林国男：侵襲と生体反応，日本免疫学会監修：標準救急医学，p.16～25，医学書院，1994．より引用

表2 急性相反応それぞれの特徴

I相：傷害期（injury phase） 侵襲後から2〜4日（侵襲の大きさによる）

1. 神経内分泌反応（交感神経緊張）

- 副腎髄質亢進　カテコールアミン産生増大
- hyperdynamic state（高血圧，心拍数増加），末梢血管抵抗増大，心収縮性増加，心拍数増加
  - 酸素消費量増大，心筋虚血，心負荷増大，●高血糖，●腸循環機能低下
  - 自然免疫活性：顆粒球↑・マクロファージ↑
- 副腎皮質の亢進，ステロイドホルモン産生増大
  - 高血糖，Na排泄低下（貯留），尿中K排泄増加，●リンパ球機能低下
- 基礎代謝亢進
  - タンパク質異化亢進，尿中窒素排泄増加，負の窒素平衡，●脂肪分化亢進

2. 免疫応答反応（免疫・炎症反応）

- 血管透過性亢進
  - 循環血液量減少，●サードスペース水分増加：浮腫形成，●水分，Naイオン再吸収増加
  - 尿中Kイオン排泄増加，●低タンパク血症，COP低下
- SIRS
  - 発熱反応（低体温含む），●白血球動態の変調，●呼吸動態の変調

3. 大脳機能の変調

- 無気力・無関心

II相：転換期（turning phase）

- 回復に伴い利尿期（再分配：refilling）へ
- 侵襲後2〜4日目前後より数日
- 神経内分泌反応が正常化
- 副腎皮質ホルモンが正常化
- SIRSの消褪化
- 基礎代謝量が正常化
- 尿中窒素排泄減少
- 腸管機能回復，食欲回復

III相：同化期（muscle strength phase）

- 侵襲後1週間程度〜数週間
- 窒素バランス*が負から正に変化
- 筋力回復

IV相：脂肪蓄積期（fat gain phase）

- 侵襲後数週間〜数か月
- ホルモン変動消失
- 脂肪蓄積
- 体重増加

＊窒素バランス：窒素バランス（g/dL）＝（タンパク質摂取量（g）/6.25）〜（24時間尿素窒素量+4）

表3 各ホルモンの代謝系に対する作用

	糖代謝	脂質代謝	タンパク質代謝
カテコールアミン エピネフリン	グリコーゲン分解 インスリン拮抗作用	脂肪分解	
コルチゾール	糖新生 インスリン拮抗作用	脂肪分解	タンパク質異化
グルカゴン	糖新生 グリコーゲン分解	脂肪分解	
抗利尿ホルモン	グリコーゲン分解		
成長ホルモン	糖新生 インスリン拮抗作用	脂肪分解	タンパク質合成

代謝相の特徴的な臨床所見

　FD. Mooreの侵襲時代謝相変化は，おのおのに患者の大きな生体内イベントを表現しています．その過程の中で最も問題になるのは，傷害期と転換期です．この相をいかに乗り越えてゆくかが，患者の予後を決定していると言っても過言ではありません．

※ 第Ⅰ相　傷害期

　一般的にこの時期は，全身麻酔や手術侵襲を受けた超急性期に相当します．ショック相からショック離脱前の時期で，呼吸・循環・代謝・体液動態はもちろんのこと，精神・認知機能，骨格筋機能も含め全身状態がきわめて不安定な状態です．

　―干潮期から満潮期―

　過大侵襲が加わると，干潮期（ebb phase，第Ⅰ相の初期である引き潮状態を意味する）では，循環血液量減少（hypovolemia），血管内脱水（dehydration）の状態になります．

干潮期では，数時間がショック相で，基礎代謝率は一時的に低下します．その後，神経内分泌・免疫応答反応亢進が始まり，血管透過性亢進，循環血液量の不足（血管内脱水），浮腫（サードスペース），血液濃縮・中枢化（ヘモコン：hemoconcentration），血小板機能亢進（血小板凝集能亢進症：platelet hyperaggregability），血液の過粘度（hyperviscosity），尿量の低下，負の窒素バランス，高血糖，ナトリウムイオン・体内水分の再吸収，尿中カリウム排泄増加，腸循環能・腸蠕動・腸管機能の低下（体内に貯留した水分の多くは毛細血管網とスペースが多く存在する腸管に貯留しやすい），患者の活動性低下などが観察されます．さらに，SIRS（全身性炎症反応症候群）の状態を呈します．

　その後，満潮期（flow phase）に入り，ショック相からは離脱します．心拍数・脈拍数増加，心拍出量増大，体温上昇，酸素消費量増加，高血糖，尿中窒素排泄量増加（負の窒素バランス）が認められ，基礎代謝率は亢進しはじめます．

―ホルモンによる心拍数上昇―

　心拍出量は，干潮期に一過性に低下後，徐々に増加し，高心拍出量状態（hyperdynamic state；ハイパーダイナミックステート）という高循環動態となります．これに伴い，酸素需要・消費量も増加し，頻脈（tachycardia）・心拍数増加が観察されます．この心拍数の増加は，血管内脱水の影響も当然ありますが，カテコールアミンを中心とした陽性変力作用を持つストレスホルモンの影響が背景にあります．

　また，これらのホルモンの影響により，糖新生促進，血糖値上昇，遊離脂肪酸（FFA）上昇，インスリン分泌抑制，嫌気性代謝環境による高乳酸血症なども出現します．

―基礎代謝の亢進―

　基礎代謝の亢進は，侵襲の程度によって異なりますが，最大200％近くまで達します（それが基礎代謝量亢進の生体の限界なのかもしれません）．重度の侵襲を負った生体，たとえば広範囲深達熱傷例などでは，時として

SIRS：systemic inflammatory response syndrome，全身性炎症反応症候群
FFA：free fatty acid，遊離脂肪酸

第6章 侵襲と栄養と代謝

基礎エネルギー消費量（BEE）が安静時エネルギー消費量（REE），活動時の総エネルギー消費量（TEE）を上回ることもまれではありません．

エネルギー基礎代謝量増大の要因には，侵襲後に分泌亢進するカテコールアミンなどのストレスホルモンと，それに刺激的な影響を与えるサイトカインや化学伝達物質（ケミカルメディエータ）が関与しています．

基礎代謝の亢進は，体温も上昇させ，体温が1℃上がるごとに代謝が13〜15%亢進します．酸素消費量も同様の値に高まります．したがって，患者の代謝亢進につながる行為や酸素消費量を増大させる看護ケアを実践しないことが，とても大切ですね．

代謝亢進は，炎症反応の消失とともに回復します．しかし，ストレスが存在すると持続します．

―代謝亢進の背景要因―

代謝亢進の背景要因は，①基礎代謝率（BMR）の上昇によるエネルギー需要の増加，②タンパク質異化，③糖新生亢進，④急性相タンパク質合成亢進です．

基礎代謝率の上昇は，BEEの上昇と同時にREEも高くなっていることを意味しています．したがって，ストレス状態の遷延は，病的飢餓，除脂肪体重（LBM）の低下，高血糖，低タンパク血症をいっそう進展してしまいます．

※ 第Ⅱ相：転換期（turning phase）

傷害期に続く48〜72時間から1週間程度の時期で，神経―内分泌反応が徐々に消褪する時期です．内因性カテコールアミンや副腎皮質ホルモン分泌レベルが徐々に正常化します．また，尿中への窒素排泄量も緩徐に正常化しながら，窒素バランスも正常域へと回復します．筋タンパクは，異化から合成へと転換してゆきます．

BEE：basal energy expenditure，基礎エネルギー消費量
REE：resting energy expenditure，安静時エネルギー消費量
TEE：total energy expenditure，総エネルギー消費量
BMR：basal metabolic rate，基礎代謝率
LBM：lean body mass，除脂肪体重

この時期は，臨床では利尿期（refilling 期）で，サードスペースの非機能的細胞外液（浮腫）が大循環に戻ることにより，利尿が高まってくる時期です．

患者は侵襲の急性期から脱却し，活動性も漸次回復方向へ向かい，精神機能も安定していきます．

※ 第Ⅲ相：同化期（anabolic phase）

ショック相，ショック離脱，利尿期を経て，2～5週間程度の時期が相当します．

この時期は，タンパク質の異化亢進は正常化し，窒素バランスも負から正に回復するとともに筋力回復が始まり，活動性，食欲も回復していきます．

ちょっと応用

侵襲による体温低下

外科的侵襲などが加わると，一過性に基礎代謝，体温が低下しますが，これは，術中体温管理の重要性を意味しています．

以前は背中に温水マットを敷くこともありましたが，あまり効果はありませんでした．ほかにも，手術野だけを開けて全身をくるみ，手術室の温度をすこし高めに設定するなどの対策も行われました．しかし基礎代謝亢進抑制の効果はあまりなく，体温の低下をすこし抑制する程度でした．

現在では，全身の体温管理のために温風式加温装置などのデバイスが一般に普及し，適正な体温管理が行われるようになってきました．ちなみに術中の低体温症（hypothermia：ハイポサーミア）は生体と治療・看護にとっても不利益ばかりですね（**表4**）．

表4 術中低体温の生体への影響

- 末梢悪寒　● 末梢冷感　● 震え（シバリング）　● 痛みの増加
- カテコールアミン増加　・血圧上昇　・血管収縮　・不整脈　・心筋虚血
- 血液凝固障害　● 免疫機能低下　● 麻酔覚醒遅延
- 感染率増加　● 入院日数長期化

第Ⅳ相：脂肪蓄積期（fat gain phase）

侵襲に対する各ホルモン変動は消失して侵襲は過去のものとなり，体内脂肪が蓄積し，体重も増加していきます．その後，活動性，体力もほぼ正常まで回復します．

第Ⅰ～Ⅱ相の異化亢進

手術などの外科的侵襲の場合，FD. Moore の第Ⅰ～Ⅱ相までは，生体は自身の生体組織を修復するために，とくにタンパク質を主軸とした著しい代謝の変動が起こります．特徴的な点は，代謝（同化，異化）亢進であり，なかでも異化亢進です．異化亢進の背景にあるのが，体タンパクの崩壊です．

この時期の尿を検査すると，尿中尿素窒素（UUN）排泄が増加し，筋肉が分解されているのがわかります．この現象はすべての筋肉で起こるため，呼吸筋にも影響を与え，呼吸筋力と呼吸筋量の低下を引き起こします．

人工呼吸器からの離脱（ウィーニング）をこのような時期に無理に行うと，呼吸筋疲労が起こり，ウィーニングに難渋してしまうことがあります．したがって，人工呼吸施行時は，適切とされる時期までは適正なエネルギー・栄養素の補給が必要です．

急性相反応期のエネルギー代謝
―グリコーゲンの分解と糖新生―

侵襲初期における生体の内因性エネルギー源は，肝臓の貯蔵グリコーゲンと筋肉グリコーゲンであり，これらが順次消費されてゆきます．しかし貯蔵グリコーゲンの量は少なく，半日から1日程度で消費されてしまいます．

侵襲時の糖代謝は，まず肝臓の貯蔵グリコーゲンが分解され，ブドウ糖に変換されます．一方，筋肉の貯蔵グリコーゲンは，筋組織内ではブドウ糖に変換されないで，乳酸として血中に放出された後，肝臓でグリコーゲンからブドウ糖に変換されます．

貯蔵グリコーゲン消費後に，生体はただちに骨格筋にタンパク質（アミノ酸）を分解利用して（異化作用），グリコーゲンを生成する糖新生を促進します．

UUN：urinary urea nitrogen，尿中尿素窒素

―骨格筋のタンパク質異化亢進により低タンパク血症に―

　エネルギー基質としてのタンパク質は，アミノ酸と窒素（タンパク質1gあたり16％の窒素を含む）に分解されます．タンパク質の異化作用が亢進しているときは，骨格筋由来の窒素，クレアチニンが血中に増加し，尿中に排泄されるUUN，尿中クレアチニンも増加します．

　そのため，タンパク質の異化作用が亢進している状態で適正なアミノ酸が外部から補充されないと，摂取（投与）窒素量よりも排泄窒素量が多くなり，負の窒素バランスとなります．これは，生体の体タンパクの異化が同化よりも上回っていることを意味しています．

　一方，侵襲後早期から急性相タンパクの肝内合成（同化）も亢進し，肝臓でのアルブミン合成も亢進します．炎症時に上昇する急性相タンパクであるCRPや血清アミロイドA，$α1$-acid glycoprotein，フィブリノーゲン，ハプトグロビン，$α1$-antitrypsinなどが，サイトカインによって産生誘導されます．

　しかし，タンパク質の異化作用は亢進しており，アルブミン消費の量が上回っています．結果，血清アルブミン濃度は低下し，低タンパク血症に傾いてゆきます．

　したがって，侵襲時のエネルギー代謝の特徴は，**組織の修復や種々の免疫タンパク，凝固タンパク合成のための，骨格筋タンパク質異化による糖新生**です．しかし，アミノ酸は身体構成のために不可欠な栄養素であり，その利用にも限界があります．そのため，侵襲が長期に及び，適切な栄養管理がなければ，最終的なエネルギー供給のため，脂質の異化作用も亢進してしまいます．

CRP：C-reactive protein，C反応性タンパク

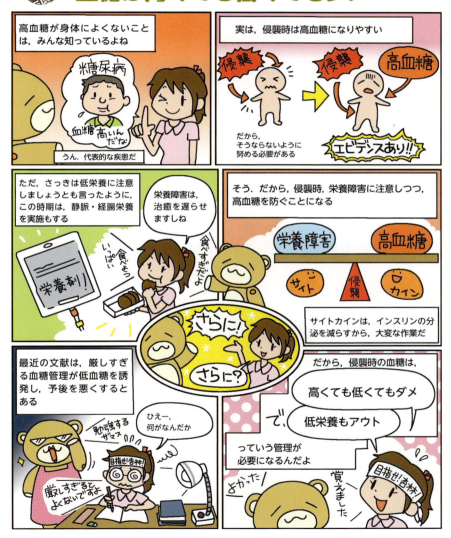

血糖の問題とメカニズム

✳ 高血糖は生体に不利益！

　高血糖は，エネルギー・代謝にとっても重要な問題であり，生体にとって不都合なことが起こっている状態を示しています．

　侵襲が起こると，炎症性サイトカイン（TNF-α）により膵β細胞機能が低下し，インスリン分泌も低下します．また，ストレスホルモンによるインスリン抵抗性の増加が起こります．

　さらに，ストレスホルモンによる肝グリコーゲン分解，筋タンパク分解，脂肪分解による糖新生が促進され，それらにより高血糖が助長されます．一方，栄養管理面では，完全静脈栄養（TPN），経腸栄養法（EN）の実施が，血糖上昇に拍車をかけることになります．

✳ 高血糖による影響

　血糖値 200 mg/dL 以上の高血糖になると，感染率の増加，創傷治癒遅延，高浸透圧利尿，体液喪失，電解質喪失，低灌流を引き起こします．細胞・分子レベルでは，高血糖によりミトコンドリア障害，好中球貪食機能低下，補体機能の低下などが生じます（**図2**）．

　好中球の機能低下は異物に対抗する力そのものを低下させてしまいます．また，高血糖の状態が長く続くと，酸化ストレスによる粘膜の内皮細胞傷害をも生じます．酸化ストレス下では組織傷害性の活性酸素種が産生され，組織が傷害されます．

　高血糖による心血管系への影響も見過ごせません．心筋細胞はあらゆるエネルギー源（脂肪酸，糖分ピルビン酸，乳糖，ケトン，アミノ酸など）を利用しています．通常，正常な心筋細胞はエネルギーの60％を脂肪分解により産生し，35％を解糖系により行っています．ところが侵襲を受けて虚血状態になると，心筋細胞は脂肪酸ではなく，解糖系を主なエネルギー産生として利用するようになります．

　しかし，糖代謝異常によってインスリンが十分に利用されなくなる状態では，心筋細胞へのグルコース輸送と細胞内のグルコースリン酸化が障害され，解糖系は十分に機能しなくなります．ゆえに，虚血状態になった場合，さらに血糖

TPN：total parenteral nutrition，完全静脈栄養
EN：enteral nutrition，経腸栄養法

図2 高血糖による組織障害

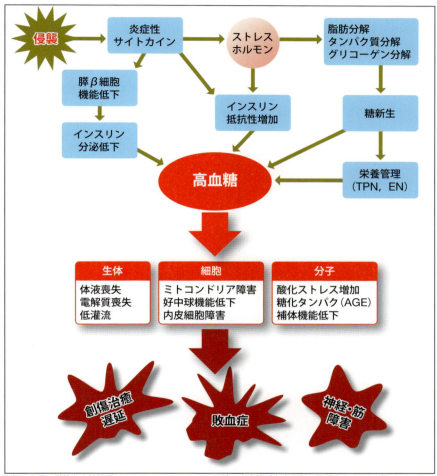

岩坂日出男：厳格な血糖管理 tight glycemic control の理論：高血糖が有害事象を発現するメカニズムとインスリン療法のメカニズム．INTENSIVIST，3(3)：447，2011．より改変

値が上昇することになります．

このように高血糖は，生体にとって不利益な要素ばかりです．

※ 血糖管理の変化

2001年に，Van den Berghe Gらは「Intensive insulin therapy in critically ill patients」（NEJM, 345(19)：1359-1367, 2001.），厳格な血糖管理（TGC）が予後の改善につながるという論文を発表しました．この論文では，平均血糖値を80〜110mg/dLで管理した結果，ICU滞在中の死亡率を32％減少，敗血症の併発を46％軽減することができたと報告しています．この結果は，わが国でも強く賛同され，2，3年後にはこの考えが全国に普及しました．

ところが，2009年にオーストラリアとニュージーランド合同の研究（6,000人を対象にしたRCT）では，厳格な血糖管理が再度見直され，ICU入院患者の死亡率を高めている可能性があると報告されました．この研究では，厳格な血糖管理により低血糖となり，結果死亡率を高めたというわけなのです．

※ 高血糖にもまして低血糖に要注意

低血糖は，全身炎症反応増大，低血糖性の神経障害，ストレスに対する副腎皮質ホルモン応答の抑制，交感神経反射の抑制，脳血管拡張など重大な事象を惹起するリスクを高めます．

低血糖と死亡率との関係性は十分に証明されていませんが，侵襲患者で重症低血糖が死亡率に与える影響をみた研究報告では，36 mg/dLのグループは非常に高い死亡率を示しています．急変時の高血糖のケトアシドーシスよりも，低血糖のショックのほうが生命危機のリスクが高く，予後も非常に悪いのです．急変患者に対し高カロリー輸液を行っている場合は，高血糖だけでなく低血糖も頭に入れておく必要があります．

「すべての意識障害患者における診療の第1歩は，まず低血糖を除外することにある」なんて言うくらいですから，低血糖は高血糖よりもすみやかな治療を要します．そのため現在では，急性炎症患者の血糖値は144〜180 mg/dLの間でコントロールするというコンセンサスが浸透しています．

いずれにせよ，血糖値は200 mg/dL以上にはならないように管理したほうがよいと考えられています．

TGC：tight glycemic control，厳格な血糖管理
RCT：randomized clinical trial，無作為化臨床試験

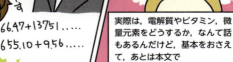

重症患者の栄養管理

栄養管理の重要性とケアの考え方

　入院患者のほとんどが，なんらかの栄養障害を伴っているといえます．栄養管理は欠かせない患者ケアの1つとして，非常に重要になってきます．栄養障害を放置するデメリットは以下のとおりです．

　①低栄養は感染防御能低下，創傷治癒遅延，代謝障害を起こし，合併症や生命予後の点できわめて不利といえる．
　②栄養状態の不良は，いかなる治療も無効にする．
　③適切な代謝・栄養管理は予後を改善するが，不適切な栄養管理は予後を増悪する．

　先述の栄養と代謝のしくみを再チェックしながら，栄養管理の軸となる知識をみていきましょう．

栄養と代謝の構成因子と栄養低下

　生体における代謝と栄養をつかさどる構成因子を**表5**に示します．栄養が低下するにつれてその影響が各因子に及び，結果，筋肉量減少，内臓タンパク減少（アルブミン産生不可），免疫能低下，創傷治癒遅延，臓器障害，生体適応障害などが起こります．

　次に，ストレスによるエネルギー代謝の変化を**図3**に示します．ストレス（侵襲）はエネルギー代謝を亢進させ，タンパク質代謝の変化など異化亢進を引き起こします．その結果，体タンパクの崩壊をまねきます．代謝の変化によって身体の重要な構成要素の1つが破壊されてしまうわけですね．

表5　代謝と栄養を司る構成因子

①エネルギー基質：栄養素（糖質，脂質，タンパク質），　②水・電解質，③酸塩基平衡，　④ビタミン，　⑤微量元素，　⑥浸透圧，　⑦温度，⑧身体構成組織，　⑨代謝動態制御因子（内分泌ホルモン，サイトカイン）など

第 6 章 侵襲と栄養と代謝

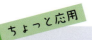

浮腫の軽減に GIK

　ICU などでは，GIK（グルコース，インスリン，カリウム）投与を行うことがよくあります．

　グルコースがインスリンによって細胞内に導かれていくとき，グルコースとともにカリウムが一緒に入り込みます．すると，余剰に存在しているナトリウムと水が，ナトリウム - カリウムポンプ（俗称：ナトカリポンプ，正式には Na-K ATPase〈ナトリウム - カリウム ATP エース〉の作用によって，汲みだされます．

　この「余剰の水」とは浮腫のことです．そのため，GIK の投与からカリウムイオンの心筋内補充だけでなく，浮腫をすこし軽減させる効果があります．

図 3　ストレスとエネルギー代謝の変化

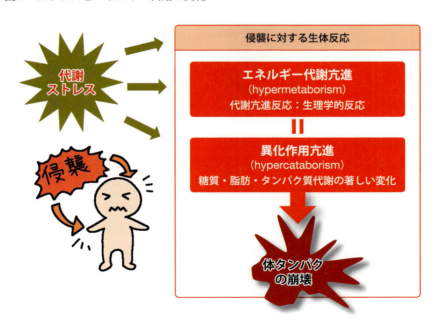

言葉メモ

窒素死

栄養の指標の1つに，脂肪を除いた体重（除脂肪体重，LBM）があります．健康時のLBMを100％としたとき，70％程度になると人は死に至るといわれています．これを「窒素死（nitrogen death）」といいます（**図4**）．

なぜ窒素死なのかというと，タンパク質はアミノ酸と窒素に分解され，最終産物が窒素となるためです．アミノ酸は，生命の源なのです．

図4 栄養低下が生体に与える影響

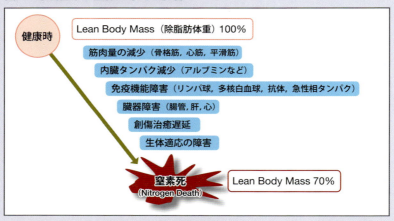

✵ 栄養障害（malnutrition）とは？

まとめると栄養障害は，エネルギー・栄養素の摂取量低下と消費量低下，消化・吸収能低下，代謝制御臓器の機能異常や低下，不適切（過少，過剰）な栄養管理などによって起こるといえます．そのため，重度侵襲下における栄養管理の基本設計は，**表6**を基本に進めることが必要になります．

臨床でいえば，たとえば，手術侵襲を負った患者の場合，最初の1日目はほぼ絶食で，2，3日目ぐらいから維持輸液に変更になります．経腸栄養を行わない患者では，数日間絶食の場合もあります．すると当然，患者は痩せていきます．感染などがなければ，ただの痩せでマラスムスだといえます．基本的な栄養管理でリカバーされていくでしょう．

LBM：lean body mass，除脂肪体重

表6 重度侵襲下の栄養管理の基本設計

- 栄養評価　● 投与経路　● 投与エネルギー設定
- エネルギー組成　● 経腸栄養選択と是非
- 免疫栄養　● 下痢対策　● その他

表7 栄養障害の分類

マラスムス marasmus	● PEM 状態 ● タンパク質とエネルギー（ブドウ糖と脂肪）の摂取量が極端に少ない状態 ● 激しく痩せている外観が特徴
クワシオルコル kwashiorkor	● PM 状態 ● エネルギーに比してタンパク質が満たされた状態 ● 必要とされているアミノ酸が補給されないために生じる栄養障害 ● 外観の特徴は低栄養障害による腹部の膨満
併存型	● マラスムス・クワシオルコル型

　ところが，血圧の低下，感染，予備能の低下，肝機能の低下など，つまり侵襲が加わって栄養障害が進むと，クワシオルコルへと向かいます（**表7**）．エネルギー源である炭水化物は供給されているため，筋タンパクの崩壊は少なく，アミノ酸は放出されません．結果，タンパク質が不足する状況が起こり，これを補うため栄養管理が必要とされます．

言葉メモ

肝不全とアミノレバン®

　急性期を脱した肝不全の患者にアミノレバン®を投与するのは，筋肉や肝臓にとって必要なアミノ酸を投与しているというわけです．

☀ 侵襲下の栄養源

　栄養管理はトータルで行いますが，侵襲によって不足する栄養がしくみとともに理解できれば，その選択もシビアに行うことができるでしょう．つまり，異化作用が亢進したときの栄養代謝が影響する栄養源を考えることになります．

　侵襲が加わると，傷を治すためにタンパク質，つまりアミノ酸が必要となります（**図5**）．体中の良質なアミノ酸（BCAA，分枝鎖アミノ酸）は，筋肉にあります．その筋肉は，タンパク質，凝固因子，フィブリノーゲン，アンチトロンビンⅢなどをつくりだす重要な役割があります．

　しかし，ストレスホルモンによって急性炎症のサイトカインが大量に分泌されると，筋肉を分解し，糖新生に導き，アミノ酸からブドウ糖を合成します．筋肉が減少したうえに，このときはインスリンがあまり作用しませんから，生体は高血糖になるという悪循環が生じます．

　侵襲時は赤血球を維持しなければならないため，グルコースも不可欠です．

> **言葉メモ**
>
> **アミノ酸の種類**
>
> 　アミノ酸には，BCAAだけでなく，AAAというアミノ酸もあります．これは芳香族（アロマ）アミノ酸で，肝臓で必要とされるアミノ酸です（**表8**）．
> 　AAAを過大侵襲下で投与すると，大量のアンモニアが発生します．したがって，高カロリー輸液をしているときは，BCAAの比率を高めたアミノ酸を使用します．
>
> **表8　アミノ酸の種類**
>
> | | |
> |---|---|
> | BCC（分枝鎖アミノ酸） | バリン・ロイシン・イソロイシン |
> | AAA（芳香族アミノ酸） | フェニルアラニン・チロシン |
> | BCAAとAAAのモル比（Fischer比） | 劇症肝炎や非代償性肝硬変では，Fischer比が1.8以下になりやすい |

BCAA：branched-chain amino acid，分枝鎖アミノ酸
AAA：aromatic amino acid，芳香族アミノ酸

図5 侵襲下（異化亢進時）の栄養代謝

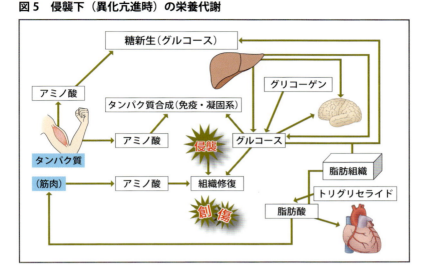

グルコースは，脳の栄養源でもあります．一時的にはケトン体を栄養源にすることもできますが，長時間になると脳に悪影響を及ぼしてしまいます．

さらに心臓の栄養源である脂肪酸も必須です．たとえば，心疾患の治療薬であるニトログリセリン製剤（TNG）がありますが，これは3つの脂肪酸がくっついたもので，冠動脈などの栄養源になりその治癒にはたらきます．

☀ 必要栄養量を知る

侵襲時の栄養障害の実際と，およそ必要となる栄養の基礎がわかったら，次に，必要な栄養量を知る必要があります．まずは安静状態における健常者の基礎エネルギー消費量を算定するために，ハリス・ベネディクトの式（HBE）を知っておきましょう（**図6**）．

実際に必要となるエネルギーの算出には，活動係数（activity factor）や障害係数（injury factor）を乗じる必要がありますので，その知識も重要です．こうして求められたHBEを基準に，ストレスレベルごとに必要栄養量を分類した表が**表9**です．

たとえば，ストレスレベル3の敗血症になると，ストレスレベル1の一般

TNG：trinitroglycerol，ニトログリセリン製剤
HBE：Harris-Benedict Equation，ハリス・ベネディクトの式

図6 推定栄養必要量の求め方

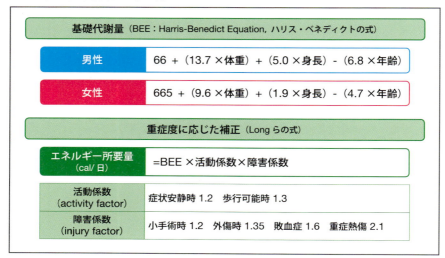

表9 必要栄養量を知るためのストレス分類（Cerra）

変数	ストレスレベル			
	0	1	2	3
典型的な臨床像	飢餓	一般手術	外傷	敗血症
尿素窒素（g/日）	＜5	5〜10	10〜15	15
エネルギー必要量	BEE	BEE×1.3	BEE×1.5	BEE×2.0
アミノ酸（g/kg/日）	1	1.5	2	2.5
NPC/N	150：1	100：1	100：1	100：1
非タンパクカロリー（g/kg）	25	25	32	40
総エネルギー（g/kg）	29	31	40	50

手術よりも，尿素窒素（BUN）の分解が3倍強になり，強度に筋肉の分解が行われます．さらに，エネルギー必要量とアミノ酸必要量も増加します．

NPC/N比＊（非タンパク質カロリー/窒素比）は，ストレスレベル0の飢餓状態の場合は150：1ですが，敗血症になると100：1になります．アミノ酸の量が増えたため，NPC/N比は低下するのです．

総エネルギーでは，侵襲度が高くなるほど必要エネルギーも増え，とくにアミノ酸，なかでも分枝鎖アミノ酸が必要になります．

＊NPC/N比：測定された尿中窒素に6.25をかけた数値．体内でどれくらいのアミノ酸，タンパク質が分解されたかを表す．

第 6 章 侵襲と栄養と代謝

タンパク質の必要量は？

急変時や侵襲が加わっているときなど，骨格筋のタンパク質異化による糖新生が亢進されると，タンパク質の消費が激しくなります．タンパク質を補充する必要がありますが，**表 10** のように，炭素と窒素の比率（C/N）からタンパク質の必要量を求めることができます．なお，一般の輸液の場合は，C/N=150〜200 と考えます．

表 10　C/N を用いたタンパク質必要量の決定

ストレスレベル	ストレスなし	中等度	高度
エネルギー：窒素比の割合	≧ 150：1	150〜100：1	< 100：1
タンパク質/総エネルギー（%）	タンパク質の割合 15%以下	タンパク質の割合 15〜20%	タンパク質の割合 20%以上
タンパク質/体重	0.8g/kg/日	1.0〜1.2g/kg/日	1.5〜2.0g/kg/日

✴ エネルギー代謝のプロフィール

エネルギー代謝時の酸素消費量は，脂質 2.0 L/g，タンパク質 0.96 L/g，ブドウ糖 0.74 L/g です．また，二酸化炭素（CO_2）の産生量は，脂質 1.4 L/g，タンパク質 0.78 L/g，ブドウ糖 0.74 L/g です（**表 11**）．

呼吸商＊は，脂質が 0.7，タンパク質が 0.8，ブドウ糖が 1.0 です．脂質はブドウ糖よりも燃焼しにくく，CO_2 の産生量はブドウ糖よりも多いという特徴があります．ブドウ糖は燃焼しやすく，CO_2 の産生量が少ないのが特徴です．

安静時には脂質が優先して燃焼するため，呼吸商は 0.7〜0.80 程度ですが，運動量が増加すると糖利用が増加するため，呼吸商は 1.0 に近づきます．さらに激しい運動の際には，1.0 を超えることがあります．これを調節するために，CO_2 が排出されます．

人工呼吸器管理中では，呼吸商を測定する間接熱量測定器（indirect calorimetry）を用い，患者の呼吸商を基軸に投与エネルギーを決めます．ち

＊呼吸商：消費される酸素と産生される二酸化炭素の比率

なみにプルモケア®という脂肪製剤があります．これは，ブドウ糖の比率を下げて脂質を多く含むことにより，CO_2 の産生量を抑える目的で作られたものです．

表11　エネルギー代謝のプロフィール

	脂質	タンパク質	ブドウ糖
酸素消費量（L/g）	2.0	0.96	0.74
二酸化炭素産生量（L/g）	1.4	0.78	0.74
呼吸商	0.7	0.80	1.00
エネルギー（kcal/g）	9.1	4.0	3.75

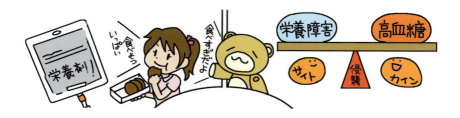

糖質必要量

　代謝亢進時の糖質必要量は，非ストレス性の飢餓時とは異なります．代謝ストレスの際には，持続的な糖新生とインスリン抵抗性高血糖が顕著となります．

　代謝更新時には，必要とされる非タンパク質カロリー総量は増加するにもかかわらず，糖質カロリーの消費は減少しています．ストレス下にある代謝亢進状態の外傷患者の場合，非タンパク質カロリーの必要性を部分的に補うために，最高 5g/kg/ 日まで糖質を投与してよいとされています．

タンパク質必要量

　タンパク質は，異化作用の程度に応じて投与します．尿素窒素排泄量から必要量を知ることができます．

　非ストレス患者は，投与総 kcal の 7％ をタンパク質とします．代謝亢進患者は 15 〜 20％ とします．

　外傷に対する代謝反応の間，身体は BCAA をエネルギー源として用いています．タンパク質投与は，窒素平衡の維持を目的として行います（1.5 〜 2.0g/kg/ 日）．

　ストレス状態にあり異化作用が亢進している患者に高 BCAA を投与することに関しては，疑問も生じています．

脂肪必要量

　代謝ストレス時に脂肪で補うことのできる非タンパク質カロリーの割合は，非ストレス性の飢餓時の脂肪許容量とは異なります．現実的にはそんなことはありませんが，不完全飢餓の場合，最大で非タンパク質カロリーの 60％ を脂肪で補うことができます．

　代謝ストレス時には，脂肪として投与できる非タンパク質カロリーは 30 〜 40％ です．

バクテリアルトランスロケーション！

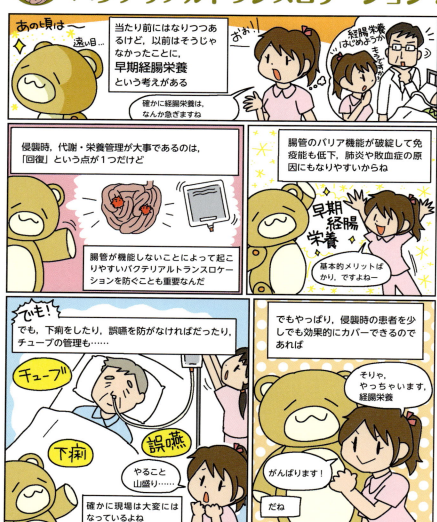

重症患者の早期経腸栄養

☀ 急性期の栄養管理

―バリア機能の破綻―

　急性期の栄養管理は重要で，経腸栄養によりその多くがマネジメントされます．さらに侵襲時は，全身の血流を維持しなければならないという意味でも，腸管は非常に重要な臓器となります．

　腸血流が低下すると，体内毒素が腸管から入り込み，腸管のバリア機能が破綻してしまいます．また，経口摂取ができない状況でも経腸栄養を行わないと，バリア機能の破綻をきたします．その結果，いわゆるバクテリアルトランスロケーション（BT）となります．BT の状態では，肺炎や敗血症に陥りやすくなります．侵襲による全身状態の悪化を引き起こしやすくなる，というわけです．

―早期経腸栄養の利点―

　一般的に早期経腸栄養（early enteral nutrition）は，侵襲後，あるいは ICU 入室後，約 24 時間以内，遅くとも 36（48）時間以内に経腸栄養を開始することをいいます．

　早期経腸栄養の利点を**表 12** に挙げます．急性期では，早期経腸栄養を行うことを前提に栄養管理を考えることが，その後の早期回復に非常に重要になります．

表 12　早期経腸栄養の利点

① 消化管粘膜重量の維持
② 粘膜免疫能の維持
③ 腸管の防御機能の維持
④ 過剰な代謝反応（過剰な炎症反応）の抑制
⑤ 感染性合併症発生率の減少　　など

BT：bacterial translocation，腸管内の細菌類が腸管壁を越えて移行すること

腸管機能の温存

―腸管バリア―

腸管機能を保つには BT を防ぐ必要があり，そのためには，腸管バリアを保つことが重要となります．**図7**はラットの研究モデルで，**図7左**が経腸栄養法（EN）例における空腸，**図7右**が完全静脈栄養（TPN）における空腸です．経腸栄養のラットの空腸における絨毛組織は「ふさふさ」しており，その間隙は粘液で満たされています．この粘液には，免疫グロブリン A（IgA）も滞留しています．

一方，TPN1 週間後の空腸の絨毛は萎縮し「ツルンツルン」し，その間隙は粘液で満たされていません．

こうした違いから，臨床的には EN 例に比べ TPN 例のほうが，下痢を起こしやすい状態だといえます．まずは腸管機能を保つためにも，経腸栄養が必要というわけです．

図7　経腸栄養：腸管機能の温存

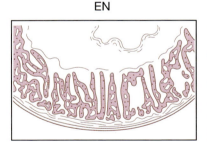

経口摂取しているラットの空腸．絨毛間隔は染色で赤紫色に染まる粘液で満たされている．

TPN 1 週間後のラットの空腸．絨毛は萎縮し，絨毛間隔は粘液で満たされるには至らない．

―腸管バリアのしくみ―

腸管バリアの中心は，腸管付属リンパ節装置（GALT）にあります（**図8**）．ここに腸管の粘膜上皮があり，この絨毛組織に免疫グロブリン A（IgA）が存在しています．これが粘膜間にある組織から産生され，さまざまな感染防御システムの中軸になっています．

GALT：gut-associated lymphoid tissue，腸管付属リンパ節装置

また，免疫グロブリンAを絨毛組織にとどまらせるためには，粘液（ムチン）が必要になります．

─腸管バリアの保護戦略〜短鎖脂肪酸のために食物繊維を─

腸管バリアの保護戦略は，①粘膜が萎縮しないようにする，②全身性感染を起こす菌が増えないようにする，③腸管の免疫担当細胞の活性を高める，の3つです．

①の腸粘膜の萎縮防止に対しては，重要な要素の1つに脂肪酸と食物繊維があります（**図9**）．脂肪酸には，長鎖脂肪酸，中鎖脂肪酸，短鎖脂肪酸という3つがあり，長鎖脂肪酸，中鎖脂肪酸は食物から摂取可能ですが，短鎖脂肪酸は結腸でつくられます．

短鎖脂肪酸は腸粘膜を増殖させるために必要です．結腸でつくられた短鎖脂肪酸が体に吸収されると，胃などに作用して，一種のペプチドホルモンであるガストリン（gastrin）の分泌を促進します．その結果，腸粘膜が増殖してゆくのです．

また，短鎖脂肪酸が回腸や上行結腸に作用して，ホルモン様物質のエンテログルカゴン（enteroglucagon）の分泌が促進されることにより，腸粘膜が増殖します．

短鎖脂肪酸は，善玉菌とよばれるビフィズス菌によってつくられます．ビフィズス菌は食物繊維を餌としています．つまり，腸粘膜の増殖のためには短鎖脂肪酸が必要であり，短鎖脂肪酸が増加するためにはビフィズス菌が必要で，ビフィズス菌が増加するには食物繊維が必要だということになります．以上のことから，短鎖脂肪酸を増やすためには食物繊維を添加することが重要だといえます．

─施行可能な戦略─

侵襲時の経腸栄養を成功に導き，BTを防ぎ患者回復に導いていくためには，①経腸栄養の早期開始，②（抗菌薬などを使った）選択的腸管内除菌（SDD，**図10**），③プロ・プレバイオティクス療法（**表13**），④免疫栄養療法，の実施が重要となります．

SDD：selective digestive decontamination，選択的腸管内除菌

図8　腸管バリア

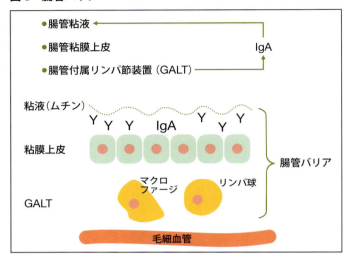

図9　腸粘膜萎縮防止

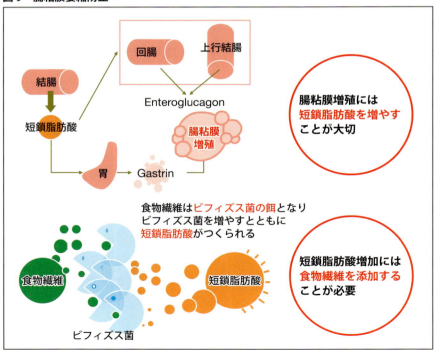

図 10　選択的腸管内除菌の必要性

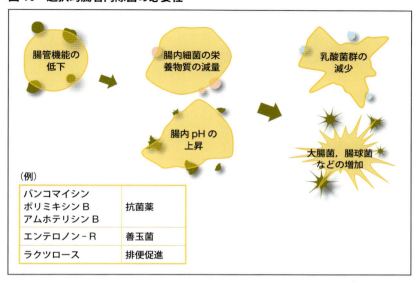

（例）

バンコマイシン ポリミキシンB アムホテリシンB	抗菌薬
エンテロノン-R	善玉菌
ラクツロース	排便促進

表 13　プロ・プレバイオティクス療法

プロバイオティクス	腸内に住む微生物のバランスを改善して，有益な作用を与える生きた菌（ビフィズス菌，乳酸菌など），またはそれを含む食品などのこと．代表的な食品は，ヨーグルト，乳酸菌飲料，納豆など
プレバイオティクス	大腸にそのまま到達してビフィズス菌などの有用菌のエサとなり，増殖させる働きのあるもののこと．代表的な食品は，オリゴ糖，食物繊維など

言葉メモ

善玉菌の増加と効用

　腸内細菌は，発達段階によって変化します．高齢者になると，悪玉菌といわれる大腸菌群，ウェルシュ菌（*Clostridium perfringens*）などが，ビフィズス菌などの善玉菌より増えていきます（**図 11**）．

　善玉菌を増やすには，単に整腸薬のみを投与していても効果はありません．

善玉菌の餌を同時に投与する必要があり，プレバイオティクス（食物繊維など）が善玉菌の増殖を選択的に促進させます．

善玉菌が増えると，腸内の短鎖脂肪酸が増加し，腸管の上皮細胞が増え，下痢の改善につながります．また，腸管内のpHが低下し菌交代現象が起こり，悪玉菌が減少します．そして，腸内有害物質が除去され，アンモニアの発生が減少します．

図11　腸内細菌叢

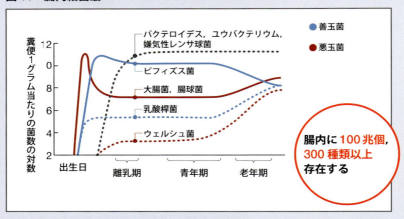

免疫栄養療法

免疫栄養療法は，免疫を高める物質を投与することにより，感染症の合併率や入院日数の減少を目指す療法です．

効果が期待される物質としては，食物繊維，グルタミン，アルギニン，ω－3系脂肪酸，核酸，GH/IGF-1などが挙げられます．

食物繊維

食物繊維は，下痢状態の改善，腸管粘膜の萎縮の改善，小腸粘膜の形態保持に効果的です．

食物繊維には，水溶性のものと不溶性のものがあります．水溶性繊維は，腸粘膜のエネルギー源として利用されます．不溶性繊維は，リンパ節の培養

菌数減少（BT）の抑制や，腸管粘膜構造の保持などの役割を持ちます．そのため，両者ともバランスよく摂取する必要があります．

GFO

20年以上前より，GFOという概念が臨床現場に登場しています．これは，G＝グルタミン：9g，F＝ファイバー：15g，O＝オリゴ糖：7.5gという3つの栄養素の組み合わせです（現在，GFOという名で粉末清涼飲料が市販されている）．

GFOは，院内感染起炎菌である*Clostridium difficile*（クロストリジウム・ディフィシル）の感染予防に有効であるとされています．こうした栄養素の投与により，安易な抗菌薬使用を回避し，経腸栄養をできるだけ早く開始するということが推進されているのです．

グルタミン

グルタミンは，小腸の免疫細胞の主要なエネルギー源で，腸管の上皮細胞の増殖作用があります．生体内で合成可能な非必須アミノ酸ですが，過大侵襲のときには早く消費されてしまうため，外から投与しないと欠乏してしまいます．しかし，グルタミンは製剤としては不安定で容易に分解されるため，完全静脈栄養（TPN）には含まれていません．

アルギニン

アルギニンはアミノ酸の一種で，NOの基質であり，末梢血管を拡張させるインスリンや成長ホルモンの誘導作用を有しています．

これらは活性酸素の一種であるため，ある一定量であれば殺菌作用があります．しかし，過剰になってしまうと心機能に悪影響を及ぼします．このことは，経腸栄養においても考慮すべきです．

ω-3，ω-6 不飽和脂肪酸

不飽和脂肪酸は，プロスタグランジン E_2 の産生を抑制し，細胞性免疫を増強し，炎症反応を抑制します．不飽和脂肪酸のω-3とω-6は，体内バランスを改善させるため，経腸栄養に使用されています．

ω-3はリノレン酸から代謝されエイコサペンタエン酸（EPA）やドコサヘキサエン酸（DHA）となります．一方，ω-6はリノール酸の代謝過程で，アラキドン酸が分泌され，プロスタグランジン，ロイコトリエン，トロンボキサンを産生します（**図12**）．そのため，経腸栄養剤には，ω-3の含有量の多いものが開発されています．

図12 ω-3不飽和脂肪酸とω-6不飽和脂肪酸

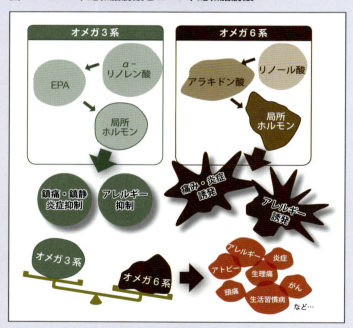

IMPACT®（インパクト）と Oxepa®（オキシーパ）

IMPACTは，アルギニン，ω-3不飽和脂肪酸，核酸，グルタミン，BCAAを加えてセットした経腸栄養剤です（**図13**）．

アルギニンは活性酸素を誘導し，循環動態を不安定にさせ，炎症反応を助

EPA：eicosapentaenoic acid，エイコサペンタエン酸
DHA：docosahexaenoic acid，ドコサヘキサエン酸

長する可能性があります．そのため，心筋梗塞後のアルギニン投与は，血管の硬化や左室機能を改善せず，むしろ死亡率が上昇するという報告（JAMA, 2006）がされています．

そこで，数年前に登場したのが Oxepa® という経腸栄養剤です（**図14**）．これは，アルギニンを除く，ω-3 と ω-6 不飽和脂肪酸をバランスよくセットしたものです．

非常に粘性が高いため，少量の酢を加えて使用します．しかし現状では，過大侵襲下の患者における予後の改善，死亡率の低下についての strong evidence は不足しています．

図13　IMPACT®（インパクト）

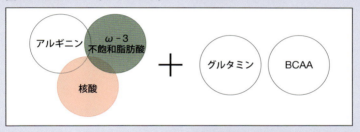

図14　Oxepa®（オキシーパ）

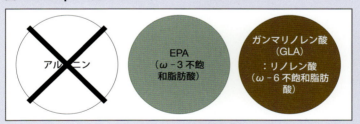

※ 経腸栄養のまとめ

重症患者における腸管機能の保持は重要事項です．腸のモニタリングはできないことを念頭に置きながら，治療と看護にあたるべきです．

また，早期経腸栄養療法の有用性が明らかとなっていますが，①厳密な水分管理が必要な場合，②腸管運動が不自由な場合は，経腸栄養のみにこだわるべきではありません．

第 **7** 章

SIRSとARDSで侵襲をおさらい

7 SIRSとARDSで侵襲をおさらい

侵襲によって起こる生体反応のまとめ

※ 侵襲と急性相反応

今までの話をざっくりまとめましょう．血圧，一酸化炭素量，体液量，腎血流量が低下し，著しい痛みが持続しているといった侵襲があるとき，生体内では何が起こっているのでしょうか（p.46，図6）．

―圧受容体が血圧変化を感知―

生体には，血圧の神経性調節機構として高圧受容体と低圧受容体があり，短期の循環調節に重要な役割を果たしています．

低圧受容体は右心房や肺動脈にあり，高圧受容体は，頸動脈，大動脈弓に存在しています．その隣には化学受容体があり，酸素の動態を管理しています．高圧受容体が血圧の変化を感じると，延髄の血管運動中枢にシグナルを送ります．

―内分泌系によりナトリウムイオンの再吸収が行われる―

血圧の変化を感じ取った高圧受容体からシグナルを受け取ると，脳から指令が出て，RAA系が細動脈収縮を起こします．その結果，アンジオテンシンIIにより著しい血管収縮作用を呈し，乏尿，ひいては無尿の状態となります（血圧が60 mmHg程度で尿が濾過できなくなり，尿が出なくなる）．

加えてアンジオテンシンIIは，心臓や脳などの血流を維持するため腎動脈を強く収縮させる作用があり，腎以外の代償機転としてはたらいています．バソプレシンの分泌産生も促します．これによりNa^+の再吸収が促進され，体液量を保持しようとします．同じく体液量を維持するため，アルドステロン系が作動し，Na^+の再吸収が行われます．

一方，副腎皮質刺激ホルモンによりステロイドホルモンの一種，コルチ

RAA：renin-angiotensin-aldosterone system，レニン - アンジオテンシン - アルドステロン

ゾールが分泌されます．これも同様に Na^+ を再吸収します．また，これらステロイドホルモンは，K^+ の排泄を促進します．これは，急性相反応の第Ⅰ相の傷害期（injury phase）にあたります．

✵ 免疫系の活性化
―好中球の集合―

生体に侵襲が加わると，恒常性を保つため免疫応答反応が起こります．免疫群の活性化で重要なものの1つに，補体の活性化（complementcy：コンプリメントシー）があります（p.186 言葉メモ参照）．

身体が傷ついたり細菌が侵入したりしたとき，補体は活性化し炎症を起こさせます．一方で，補体の一部はマクロファージを呼び，サイトカインを出して炎症の制御を指示し，好中球を呼び寄せます．

―凝固・線溶システムの活性化とプロスタグランジンの産生―

もう一方では，凝固・線溶性のシステム（アラキドン酸カスケード）が活性化します．アラキドン酸は不飽和脂肪酸で，活性化するとプロスタグランジン（PG）やブラジキニン（BK，血圧降下作用を持つ生理活性物質）が産生されます．症状としては，体温上昇，痛み，発熱が現れます．

―血管透過性の亢進による浮腫―

さらに炎症による炎症性サイトカインの作用やアレルギーによって，肥満細胞や好塩基球から，ヒスタミン，BK，サブスタンスPなどの物質が放出されます．これらの物質は血管内皮細胞に作用して，細胞と細胞の隙間（細胞間隙）を拡げるはたらきがあります．

通常の場合，血管内皮細胞同士はぴったりとくっついており，血液中の白血球や血漿中の分子量の大きい物質は血管外へは出て行きません．しかしヒスタミンなどが作用すると，細胞間隙が開いて，分子量の大きな物質が血管外に出るようになります．また好中球も遊走し血管外に出るほか，水分も血管外に出て浮腫となります（血管透過性の亢進）．

炎症やアレルギー以外でも，熱傷や外傷などで組織の損傷が起これば，そこの毛細血管の内皮細胞はダメージを受けています．そのため細胞間隙

PG：prostaglandin，プロスタグランジン
BK：bradykinin，ブラジキニン

が開かなくても，ダメージを受けた血管内皮から白血球やタンパク質が血管外に出て透過性は亢進します．血管透過性亢進は，生体防御の点では局所に白血球を遊走させて集めることで感染を防御したり，タンパク質を集めることで止血や組織修復にはたらかせるという意味があります．

　ヒトの場合は，術後6〜8時間程度で透過性の亢進がピークを迎え，12時間程度まで横這いで推移し，その後ゆるやかに落ち利尿期に入ります．

言葉メモ

補体の活性化

　補体（complement）は，新鮮血清中に存在するタンパク質です．11種のタンパク質がセットになった酵素で，血清グロブリンの約10%を占めます．抗原抗体複合体や細菌細胞壁など，種々の物質により活性化し，タンパク質分解反応・結合反応の連鎖を開始しています．

　IgGとIgM抗体は，外来抗原と結合し抗原抗体複合体になると，補体系を活性化します．抗原抗体複合体が外来細胞の膜上にある場合は，活性化された補体が細胞膜に穴を開けて殺傷します（補体結合反応：溶血・溶菌現象）．

　また，補体成分の分解産物は，抗体が結合した外来細胞の表面に付着することができます．付着した補体の分解産物は，食細胞（マクロファージなど）のレセプターに結合し，食作用を促進します（免疫吸着：immune adherence）．このように，補体の分解産物は，局所の急性炎症反応を惹起しているのです．

✹ ここでもう一度炎症をおさらい

―炎症のサイン―

　炎症の初期段階は，ヒスタミン，セロトニン，ブラジキニン，プロスタグランジンといった物質が産生され，血管の拡張・収縮，血管透過性の亢進，痛みや発熱をもたらします（図1）．このような，いわゆる炎症のサインは，ケミカルメディエータで成り立っています．

図1　炎症の初期段階

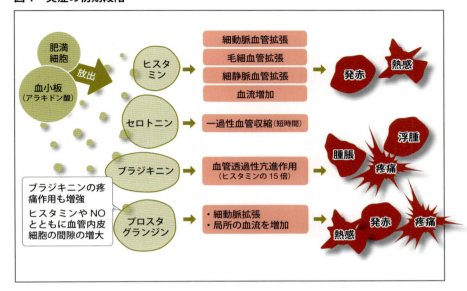

―炎症のプロセス―

　たとえば，何か固いもので皮膚を殴打したとき，初期から浮腫が生じて，腫れることがあります．手術での侵襲でも同様なことが起こります．こうした炎症が急速に起こるプロセスを，ミクロの世界から示したのが**図1**です．

　細動脈が収縮すると，毛細血管に血液を送り込んでいる平滑筋が収縮し，毛細血管は一過性に血液が大量に送り込まれ拡張します．これにより，静脈血の血流が増加します．そして，いったん収縮した細動脈が再開放し，今度は毛細血管がさらに過剰拡張を起こし，血流が増加します．ここで，細静脈にはさらに血液が流れ込んでくるため，うっ血が生じます．

　次に，細動脈が過剰に拡張すると，血管内に充血が起こり（hyperemia：ハイパーレミア），発赤，熱感が臨床的に観察されるようになります．血管透過性が亢進し，血管内圧，静水圧も上昇し，血漿など，いわゆる血液の一部の液体成分が漿液として漏れだしていき，浮腫が生じます．

　これらを全身の関係性の中で表すと，**図2**のようになります．血管の拡張や収縮，発熱などいろいろな炎症が生じるプロセスは，それぞれのシ

ステムが作動し，関連し合いながら起こっているのです．ベッドサイドで行っているケアの根拠は，この**図2**でほぼ説明できます．

図2　炎症のプロセス

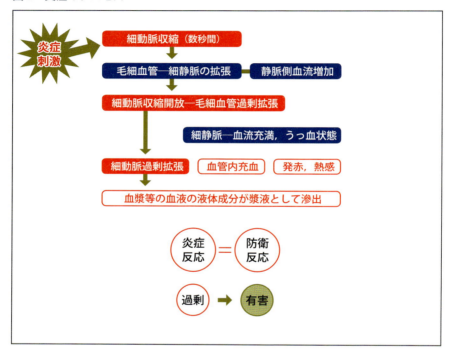

> **言葉メモ**
>
> **平滑筋**
>
> 　平滑筋は，下肢の場合，ヒラメ筋などがあります．フットポンプ作用でヒラメ筋が収縮し，血液を上に押し上げています．
> 　同様に，細動脈はもっと強い平滑筋を持っており，収縮するとカルシウムイオンが大量に入り，平滑筋が固くなります．心臓なども同様です．
> 　そこで，カルシウムイオンを取り除くことによって，より柔軟性，収縮性，機能性のある平滑筋となります．

第7章 SIRS と ARDS で侵襲をおさらい

―痛みと炎症のメカニズム―

図3に痛みと炎症のメカニズムを示します．たとえば，凝固・線溶系システムの代謝経路であるアラキドン酸カスケード（p.185参照）が活性化すると，プロスタグランジンを誘導します．プロスタグランジンは，疼痛を引き起こす物質です．

アラキドン酸は，血液を凝固させず，炎症を助長し，血管透過性を亢進し血管を拡張させます．感染症などでは，凝固系のほうが優位に亢進します．

ここで，収縮期血圧と拡張期血圧との差である脈圧を考えます．収縮期血圧 120mmHg，拡張期血圧 80mmHg とすると，脈圧は 40mmHg です．解剖生理学的にこの 40mmHg という圧較差は何を表しているかを考えてみましょう．面積を計算すると，心拍出量が出てきます．脈圧が狭小化していくときは，必ず頻脈を疑います．

拡張期血圧が 30〜40mmHg ぐらいまで下がると，非常に危険な状態です．心臓の冠動脈フローの 80％は拡張期に流れます．ということは，冠動脈の拡張期に 30，40mmHg 程度の血圧の場合，酸素運搬されない血液があれば，そこで虚血性変化が起こり，不整脈や虚血性の心疾患を発症することになります．

ICU では，急性心不全患者に大動脈内バルンポンプ（IABP）が用いられることがあります．これは，収縮期血圧よりも拡張期血圧を高くすることによって，血液を冠動脈に送り込んでいるのです．

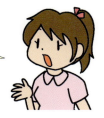

炎症が生じ，アラキドン酸カスケードが活性化すると，プロスタグランジンが誘導されます．このプロスタグランジンが疼痛を引き起こすのです

IABP：intraaortic ballon pump，大動脈内バルンポンプ

図3 痛みと炎症のメカニズム

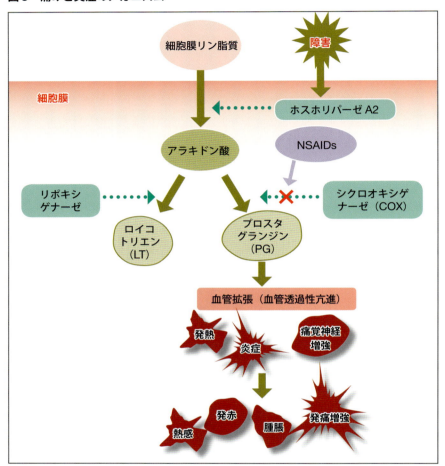

COX：cyclooxygenase，シクロオキシゲナーゼ
LT：leukotriene，ロイコトリエン

第7章 SIRSとARDSで侵襲をおさらい

☀ 侵襲時の検査値の変化

　侵襲が起こると，白血球，サイトカイン，CRPの値が上昇します．白血球の検査は末梢血で行われます．

　白血球数の基準範囲は5,000〜8,000/μLです．白血球は，時間の経過とともにすこしずつ骨髄で産生され，血中に溢れ出ていきます（spill-over，余波）．侵襲時は好中球はかなり活性化されており，白血球が10,000〜12,000/μLのように高値に上昇します．さらに，CRPも上昇します．ただし，もし骨髄における白血球産生が間に合わなければ，CRPが上昇していても，白血球数が上昇していないことがあります．

　肝機能が著しく低下している場合，CRPが産生されないことがあります（CRPの基準値は1.0mg/dL前後）．肝臓のタンパク質産生能が悪く，低タンパク血症を生じている場合は，栄養障害の存在や，そもそも肝機能そのものの予備能が少ない（高齢者，小児）ことが考えられます．単に検査データからCRPが上昇していないと判断せず，なぜ今この状態なのか，経時的な変化をとらえ，患者の全体像をみながら推察することが重要です．

ちょっと応用

炎症とNO

　血管壁では，アセチルコリン，ブラジキニン，あるいはずり応力などの血管拡張性刺激によって，内皮細胞のCa濃度が上昇し，NOS（NO合成酵素）が刺激され，NOが産生されます．NOは内皮に隣接する血管平滑筋細胞内に到達し，細胞質内のグアニル酸シクラーゼ（GC）を活性化させます．GCはGTPからcGMPを産生，cGMPはある一群のリン酸化酵素Gキナーゼ（PKG）を活性化し，タンパク質をリン酸化して，最終的にミオシン軽鎖の脱リン酸化を促進して平滑筋の弛緩が生じます．

　血管平滑筋の弛緩に限らず，NO作動性神経を介する腸管平滑筋の拡張や，血小板の凝集抑制，脳内でグルタミン酸の放出を増強するNOの作用にもこのcGMP経路が関与しています．NOによるGCの活性化は，現在においてもNOシグナルの代表的経路と考えられています．

NOS：NO synthase，NO合成酵素　　　　　GC：guanylate cyclase，グアニル酸シクラーゼ
GTP：guanosine triphosphate，グアノシン三リン酸
cGMP：cyclic guanosine monophosphate，環状グアノシン一リン酸

ちょっと応用

NO の産生経路

　NO は，NOS によりアルギニンから *de novo* に合成される（はじめてつくられる）場合と，NO の誘導体から salvage 経路で産生される場合があります．最近，後者の salvage 経路も生理的に重要な役割を果たすことが示されていますが，やはり NOS 依存性の経路が主要と考えられています．

　NOS は，常に発現している構成型（constitutive）cNOS と，炎症などの刺激によって一時的に誘導される誘導型（inducible）の iNOS と分けられます．iNOS はマクロファージなどの炎症性細胞やその他さまざまな細胞で誘導発現され，炎症の病態発現に寄与しています．

　一方，恒常的に発現している cNOS は，さらに2つに分けられ，はじめに存在が確認された組織の名前をとって，それぞれ神経型（neural）のnNOS，血管内皮型（endothelial）の eNOS に分類されます．

　NOS の活性化は，カルモジュリン（CaM）という Ca 結合性タンパクが酵素にしっかりと結合することが必要です．そのため，cNOS は細胞内 Ca の上昇というイベントに応じて NO が産生されます．一方，iNOS では，実はこの CaM がすでに結合しているので，Ca シグナルを必要とせず，iNOS があれば持続的かつ大量に NO を産生できるのです．しかし，制御機構が何もないわけではなく，この場合も，はじめの炎症刺激により iNOS が誘導産生されることが NO 産生のシグナルとなります．

　炎症反応では，サイトカインをはじめとする炎症性メディエータ群の作用によりさまざまな細胞で iNOS が生じ，NO が産生されます．NO はエネルギー生産系であるクレブス回路，電子伝達系，さらには DNA 合成を阻害することにより，炎症の場に存在する感染微生物（あるいは腫瘍細胞）を攻撃し，個体保護にはたらきます．しかし，NO の産生が過剰になると血管拡張作用により個体はショックに陥ります．さらに，NO は感染微生物を細胞死に導くのと同じ機構で周辺の自己正常細胞をも傷害する可能性があるのです．

SIRS と臨床対応のエビデンス

※ 免疫能・炎症反応の変動化

　全身性炎症反応症候群（SIRS）は，免疫防御の点で炎症反応を起こしている状態です．炎症反応は生体を守るために必要な反応ですが，あまりにも過剰にはたらくと，正常な組織まで攻撃してしまいます．

　したがって，炎症反応をコントロールし，早く正常な状態に戻していくことが大事です．

―SIRS とサイトカイン―

　SIRS では，局所の炎症のみならず，全身性に炎症の影響が出ています．米胸部疾患学会の診断基準では，侵襲により全身的な炎症反応が惹起されている状態のとき，まず予後が悪く死亡率が高い敗血症を考え早期に治療し，その second attack として SIRS が発症するとしています．

　SIRS は高サイトカイン血症ともいわれています（**表1**）．体温の上昇，頻脈，過換気といった呼吸関連症状や白血球増加は，サイトカインが影響を及ぼしています．

　こうしたサイトカインの作用を利用し，顆粒球コロニー刺激因子（G-CSF）製剤としてグラン®や顆粒球マクロファージコロニー刺激因子（GM-CSF）製剤としてモルグラモスチム®などの医薬品が開発されています．

表1　高サイトカイン血症（SIRS）とは

SIRS の徴候は，サイトカインの影響！	
体温の上昇	インターロイキン（IL）-1, 6 　→プロスタグランジン産生
頻脈・過換気	IL，腫瘍壊死因子（TNF）
白血球増加	顆粒球コロニー刺激因子（G-CSF：グラン），顆粒球マクロファージコロニー刺激因子（GM-CSF：モルグラモスチム），IL-6

SIRS：systemic inflammatory response syndrome，全身性炎症反応症候群
IL：interleukin，インターロイキン
TNF：tumor necrosis factor，腫瘍壊死因子

❋ 好中球エラスターゼ

―SIRSにおけるエラスターゼ値と術後合併症―

SIRSの陽性項目数（SIRSの診断項目のうち陽性のもの）と，好中球が持っている強烈なタンパク質分解酵素である好中球エラスターゼの関係をみると，陽性項目数が増えれば，好中球エラスターゼ値も増加していることがわかります（**図4**）．エラスターゼは，好中球産生を促進させるなど，炎症反応を増幅させます．

術後合併症の頻度も，陽性項目数の増加に伴い増加します（p.97, **図2**）．

図4 SIRSの陽性項目数と好中球エラスターゼ値

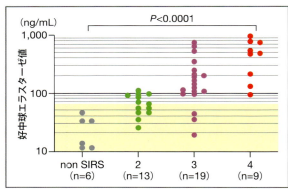

遠藤重厚ほか：ラテックス免疫比濁法による好中球エラスターゼ測定の評価. PROGRESS IN MEDICINE, 23(8): 2174, 2003. より引用

―SIRSにおけるエラスポール―

SIRSに伴う急性肺障害の治療薬として，シベレスタット（エラスポール®）があります．これは，SIRSに伴う急性肺障害の障害因子とされるタンパク質分解酵素エラスターゼを選択的に阻害する薬剤です．

シベレスタット使用についてのわが国におけるRCTでは，人工呼吸器離脱率，ICU退室率も良好で，肺機能の改善効果を確認したと結論づけていました（**表2**）．しかし，この調査は片側検定の結果であり，統計学的には両側検定が必要だという疑問が残りました．

欧米におけるRCTでは，エラスポール®は，急性肺損傷（ALI），急性呼吸窮迫症候群（ARDS）では予後の改善効果はない，あるいは悪化させる傾向があり，早期使用あるいは軽症例では，予後を改善する可能性があ

ALI：acute lung injury，急性肺損傷
ARDS：acute respiratory distress syndrome，急性呼吸窮迫症候群

るが，肺障害が進んだ重症例では，予後を著しく悪化させるという結果となりました（**表 3**）．

表 2　シベレスタットのわが国における RCT 結果

- 無作為
- 至適用量群 H（0.20mg/kg/h）vs 低用量群 L（0.004mg/kg/h）　→片側検定
- 『SIRS に伴う肺障害患者に対する肺機能の改善効果を H 群で確認』
- 人工呼吸器離脱率，ICU 退出率も H 群で良好

表 3　シベレスタットの欧米における RCT 結果

- シベレスタットは ALI/ARDS 全体では予後の改善効果はない
  or
  悪化させる傾向がある
- 早期使用もしくは軽症例では予後を改善する可能性がある
- 肺障害が進んだ重症例では予後を著しく悪化させる

ARDS と炎症

炎症から ARDS へ

　ARDS は非常にやっかいな症候群です．そのメカニズムは不明な点もありますが，シビアな炎症反応が，とくに呼吸機能に影響を与えている，というのが大筋です．

　リスクが高いのは，術後，炎症が収まらず，白血球が著しく増加している場合です．たとえば，術後 2 日で肺炎となり，1 週間後に ARDS を発症するケースも珍しくありません．肺炎を契機に好中球が集まり，炎症が長引くことにより好中球が溢れ出て，循環することによって正常であった別肺にも同様のことが起こり，ARDS へ進展していくのです．

　なお，ARDS では，人工呼吸器で呼気終末陽圧（PEEP）をかけ酸素化を促す治療が行われます．それでも奏効しない場合，体外膜型人工肺（ECMO）を用いるケースがあります．

PEEP：positive end-expiratory pressure，呼気終末陽圧
ECMO：extracoporeal membrane oxygenator，体外膜型人工肺

―ARDS の成り立ち―

　図 5 は，好中球の活性化と急性肺障害の発症メカニズムのシェーマです．肺の炎症に対し，マクロファージはサイトカインを出して炎症を鎮めることを指示し，好中球を呼び寄せます．好中球は血管内皮とともに接着分子を出し，好中球のエラスターゼ，活性酸素，血管内皮のヒスタミン，プロスタグランジン，アラキドン酸カスケードが活性化し，炎症が起こります．

　血管内皮では間隙の開大が起こり，血管内皮そのもののバリアが破壊され，組織が損傷されます．同時に好中球が自己破壊を起こしながら，強烈なタンパク質分解酵素を放出しつつ，間質へと侵入します．その結果，間質に水とタンパク質が流れ込み，さらに肺胞にまで及んだ結果が ARDS です．

　なぜ肺がターゲットになりやすいのかは，解明されていません．ちなみに腎臓は，侵襲に対して非常に弱く，2 次侵襲が加わる前に，急性腎不全に陥ることが多くあります．肝臓は非常に耐用性があり，自己再生能力もあります．

　いずれにせよ，一度 ARDS に陥ると，救命率が低くなります．ARDS に移行しない，させないことが重要で，その一翼を担っているのが看護師です．患者にとって侵襲的なケアとなっていないか注意する必要があります．

　ARDS の診断基準は，近年新しい診断基準（ベルリン基準）が発表され，軽症，中等症，重症という 3 パターンで分類されています（**表 5**）．

表 4　侵襲からの炎症反応

● 体内に侵入した病原体や毒素が局所から拡散しないようにする
● 血管透過性亢進
● 白血球の局所滲出，血漿などの防御因子の局所濾出
● 血液凝固を促進，血管内を閉塞，局所の酸素濃度低下
● 病原体の増殖を抑制
● 全身への毒素の拡散予防

図5 ARDSの病態

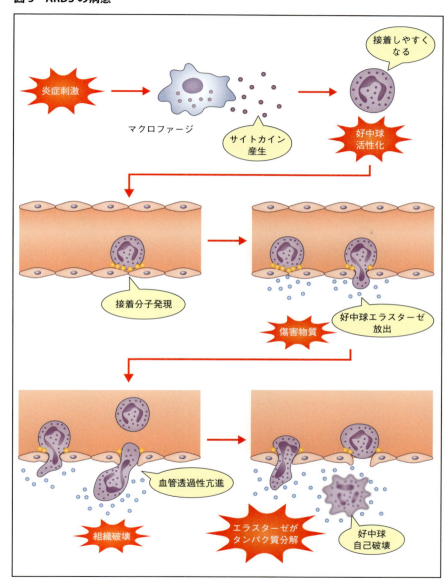

表5　ARDS 診断基準（The Berlin Definition）

発症時期	1週間以内（既知の臨床的侵襲もしくは呼吸器症状の出現・憎悪から）
胸部画像診断	両肺野の陰影（胸水や無気肺，結節だけでは説明のつかないもの）
浮腫の原因	呼吸不全（心不全や体液過剰だけでは説明のつかないもの） リスク因子がない場合は静水圧性肺水腫を除外するために客観的評価（心エコーなど）を要する
酸素化	軽　症：200mmHg ＜ P/F ≦ 300mmHg（PEEP/CPAP ≧ 5cmH$_2$O） 中等症：100mmHg ＜ P/F ≦ 200mmHg（PEEP ≧ 5cmH$_2$O） 重　症：P/F ≦ 100mmHg（PEEP ≧ 5cmH$_2$O）

ARDS Definition Task Force, et al.: Acute Respiratory Distress Syndrome: The Berlin Definition. JAMA, 307(23):2526-2533, 2012. より引用

第 8 章

侵襲を知ることで看護の質が上がる

8 侵襲を知ることで看護の質が上がる

これが看護のポイント

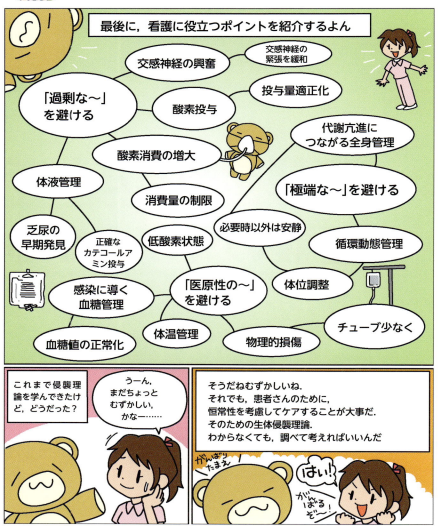

→マンガはここまで．次は動画や本文をみてみよう！

第8章 侵襲を知ることで看護の質が上がる

生体侵襲理論が役立つこと

※ 看護ケアで注意すべき点

生体侵襲理論のなかでも，看護について注意すべき点は以下のとおりです．

- 交感神経の過剰興奮の持続を防ぐ．

- 極端な循環動態の管理を行わない．

- 末梢循環を軽視した体液管理を行わない．

  （例）血管を一気に虚脱させたり，収縮させたりするような過剰な体液管理はしてはならない．呼吸管理において，肺の過膨張，過強圧を避ける．血管も同様で，ずり応力が繰り返しかかることにより，炎症が起きてしまう．また，脱水を軽視した体液管理は避ける．

- 過剰な酸素投与はしない．

  （例）酸素が過剰になることが決してよいわけではない．パルスオキシメータ値が100％になってよしとする考えは違う．過剰な酸素は，悪影響を及ぼす．

- 医原性の低酸素状態の形成や，医原性の物理的損傷があってはならない．

  （例）これを理解しないと，気管チューブの接続蓋を外したり，バッグでもんだりする．これらは医原性の低酸素状態をつくっているといえる．

- 過剰な酸素消費量の増大促進と，代謝亢進につながる全身管理は行わない．

- 悪循環の経腸栄養管理を行わない．

  （例）繰り返す下痢から，経腸栄養はだめだと安易に結論づけないようにする．

- 感染に導く血糖管理を行わない．

  （例）血糖は140〜180mg/dLぐらいでコントロールし，できる限り，200mg/dL以上を超えないようにする．ただし，たとえば血糖が1,000mg/dLぐらいあった患者を1時間以内に200mg/dL以内にする，といった極端な管理はしてはならない．

✹ もっとできる看護のポイント

次に，生体侵襲理論をふまえたうえで，看護の現場で生きるポイントを列記します．

- 酸素供給の適正化，酸素消費の制限をはかる．
- 必要時以外は安静を保持する．
- 痛みや不安による交感神経の緊張を緩和し，酸素消費量の増加を少なくする．
- 循環血液量低下のない体液管理を徹底する．
- 頻繁な尿量測定（乏尿の早期発見）を行う．
- 適正な循環灌流圧を維持する（正確なカテコールアミン投与）．
- 濃密な心電図モニタリング（低灌流による非特異的ST-T波異常，T波の逆転，上室性，心室性不整脈を含む虚血の心電図所見）．
- 循環動態が安定していれば，肺障害や換気血流比不均衡などの併発を防ぐため体位調整を行う．
- 組織への物理的侵襲を与えるケアを控える．
- 血糖値の徹底した正常化をはかる．
- 高熱（あるいは低体温）に対する周到な体温管理をはかる．
- 徹底した drain less，tube less をはかる（ドレーン，チューブはなるべく少なく）．

侵襲という状況下で患者の恒常性はどの程度保たれるのかを考えながらケアすることが大切です．この前提になっているのが，「生体侵襲理論を学ぶ」ということなのです．このことをぜひ理解してほしいと思います．

動画の使い方

動画の視聴で，さらに理解度アップ!!

https://gakken-mesh.jp/ms/top.html

＊このURLへのリンクを禁じます．

お使いのブラウザに，上記のURLを入力するか，QRコードを読み込むことで，メニューのトップに入ります．希望の動画を選択し，動画を再生します．

ユーザー名：shujunsha
パスワード：6Zs#97jw

閲覧環境	● パソコン（Windows または Macintosh） ● Android OS 搭載のスマートフォン / タブレット端末 ● iOS 搭載の iPhone / iPad など

- OSのバージョン，再生環境，通信回線の状況によっては，動画が再生されないことがありますが，ご了承ください．
- 各種のパソコン・端末のOSやアプリの操作に関しては，弊社では一切サポートいたしません．
- 通信費などは，ご自身でご負担ください．
- パソコンや端末の使用に関して何らかの損害が生じたとしても，自己責任でご対処ください．
- 動画の配信期間は奥付に示すとおりですが，予期しない事情により，その期間内でも配信を停止する可能性があります．
- QRコードリーダーの設定で，OSの標準ブラウザを選択することをお勧めします．
- 動画に関する著作権はすべて学研メディカル秀潤社にあります．

欧文

A, B, C
ADH ……………………………… 89, 123
anaphylactic shock ……………… 41
anion gap ………………………… 56
ARDS ……………………………… 194, 195
BT …………………………………… 173
cardiogenic shock ……………… 48
CARS ……………………………… 109, 118
cold shock ………………………… 31
CRT …………………………………… 50
CRP …………………………………… 40, 191

D, E, F
DIC …………………………………… 139
distributive shock ……………… 26
ECF …………………………………… 70
endotixin ………………………… 37
enterotoxin ……………………… 38
exotoxin ………………………… 39
extracardiac obstructive shock … 52
fluid depletion shock ………… 47

G, H, I
GAS …………………………………… 17
GFO …………………………………… 179
GH …………………………………… 91
HBE …………………………………… 167
hemorrhagic shock ……………… 45
homeostasis ……………………… 13, 16
immunity ………………………… 95
inflammation …………………… 95
invasion ………………………… 19

L, M, N
LBM …………………………………… 164
MARS …………………………………… 118
MODS …………………………………… 13, 113
MOF …………………………………… 13
neurogenic shock ……………… 43
nf-ECF ………………………………… 70
NK 細胞 ……………………………… 101

NO ……………………………… 32, 35, 191, 192

O, P, S, W
oligemic shock ………………… 45
PEM …………………………………… 147
PRA …………………………………… 87
second attack theory ………… 119
septic shock …………………… 28
SIRS ……………………………… 28, 96, 118, 193
spinal shock …………………… 43
warm shock …………………… 31

あ行

あ
アセチルコリン ……………………… 78
アドレナリン ……………………… 71, 79
　──受容体 ……………………… 61
アナフィラキシーショック ………… 41
アニオン・ギャップ ……………… 56
アミノ酸 …………………………… 166
アラキドン酸カスケード ……… 187, 196
アレルギー ………………………… 9, 185
アルギニン ………………………… 179
アルドステロン …………………… 84
アンジオテンシン ………………… 88

い
異化 ……………………………… 74, 90, 155
一酸化窒素 ……………………… 32, 33
インスリン ……………………… 74, 90
インターロイキン ……………… 111

う
ウォームショック ……………………… 31

え
栄養 ………………………………… 147
　──障害 ……………………… 147, 164
エキソトキシン …………………… 39
炎症 ……………………… 9, 59, 95, 134, 186
　──性メディエータ ………… 47, 142
　──性サイトカイン

索引

…………………… 96, 115, 117, 185
　――メディエータ ……………… 96
エンテロトキシン ………………… 38
エンドトキシン ……………… 37, 142

か行

か
化学受容体 ………………………… 63
獲得免疫 …………………………… 98
カテコールアミン ……… 49, 60, 68, 79
顆粒球 …………………………… 102
感染 ……………………………… 124
感染性ショック …………………… 28

き
起坐呼吸 …………………………… 50
急性呼吸窮迫症候群 …………… 194
急性相反応 ……………………… 149
凝固系 …………………………… 139
局所適応症候群 …………………… 17
虚脱 ………………………………… 23

く
グルカゴン …………………… 74, 90
グルコース ……………………… 167
グルタミン ……………………… 179
クワシオルコル ……………… 148, 165

け
血液分布異常性ショック …… 23, 26, 28
血管透過性亢進 ………… 124, 134, 185
血球 ……………………………… 101
血漿レニン活性 …………………… 87
ケミカルメディエータ ………… 70, 135
ケモカイン ……………………… 111

こ
高圧受容体 …………………… 61, 184
抗炎症性サイトカイン ………… 109, 117
交感神経 …………………………… 77
高血糖 …………………………… 158
鉱質コルチコイド ………………… 84

膠質浸透圧 ……………………… 125
恒常性 ………………………… 13, 16
好中球 ……………………… 96, 185
好中球エラスターゼ ……… 15, 119, 194
抗利尿ホルモン ……………… 89, 123
コールドショック ……………… 31, 40
呼吸商 …………………………… 169

さ行

さ
サードスペース …… 70, 123, 133, 136
サイトカイン … 70, 95, 111, 142, 193
細胞外液 ……………… 45, 70, 124, 125
細胞性免疫 ……………………… 105
細胞内液 …………………… 124, 125
酸素解離曲線 …………………… 64

し
自己調節機構 …………………… 86
自然免疫 ……………… 98, 99, 108
脂肪酸 …………………………… 167
脂肪蓄積期 ……………………… 155
樹状細胞 ………………………… 100
腫脹 …………………………… 9, 135
出血性ショック …………………… 45
循環血液量減少性ショック ……… 23, 45
傷害期 …………………………… 151
食物繊維 …………………… 175, 178
除脂肪体重 ……………………… 164
ショック ……………………… 12, 21
　――指数 ………………………… 46
　――・スコア …………………… 24
自律神経 ………………………… 77
侵害受容器 ……………………… 59
心外閉塞・拘束性ショック …… 23, 52
神経(原)性ショック ……………… 43
神経性調節 ……………………… 87
心原性ショック ………………… 23, 48
侵襲 …………… 9, 13, 15, 19, 59, 184,

す
ストレス …………………… 17, 162

――ホルモン ……………68, 152, 158

せ
成長ホルモン ………………………… 91
脊髄ショック ……………43, 135, 186
セロトニン ………………………60, 80
全身性炎症反応症候群………… 28, 193
全身適応症候群…………………… 17
線溶系…………………………… 140

そ
早期経腸栄養…………………… 173
組織間液………………45, 125, 127

た行

た
体液性調節………………………… 86
　――免疫 ……………………… 106
体液喪失性ショック ……………… 47
体液の不感蒸泄………………… 123
代謝……………………………… 147
　――亢進 …………………… 48, 153
代償性抗炎症反応症候群……… 109
多臓器障害……………………… 13
　――不全 …………………… 13
　――不全症候群 …………… 113
短鎖脂肪酸……………………… 175
タンパク質エネルギー栄養障害 … 147

ち
窒素死…………………………… 164
腸管バリア……………………… 174

て
低圧受容体…………………62, 184
低血糖…………………………… 160
低体温症………………………… 154
低容量性ショック ………………… 48
適応免疫………………… 104, 108
電解質………………………133, 136
転換期…………………………… 153

と
同化………………………… 147, 155
同化期………………………… 154
糖質コルチコイド ……………… 74, 83
疼痛……………………………59, 189
ドパミン ………………………… 80
トロンビン ……………………… 140

な行

に
ニトログリセリン ………………… 35

ね
ネガティブフィードバック機構 ……… 82
熱感……………………………… 187
熱傷ショック ……………………… 47

の
ノルアドレナリン ………………… 79

は行

は
敗血症性ショック ………………29, 31
バクテリアルトランスロケーション
　………………………… 119, 173
播種性血管内凝固症候群…………… 139
バソプレシン ……………………71, 89
発熱……………………………… 135
ハリス・ベネディクトの式 ……… 167
瘢痕組織………………………… 107

ひ
非機能的細胞外液………………48, 70
ヒスタミン ……… 41, 60, 96, 134, 196
ビフィズス菌 …………………… 175
肥満細胞………… 41, 113, 134, 185

ふ
フィブリン ……………………… 139

フィブリノーゲン ……………… 140
フォレスター分類 ……………… 51
副交感神経……………………… 77
浮腫……………… 9, 70, 124, 133, 187
負のフィードバック …………… 118
不飽和脂肪酸…………………… 180
ブラジキニン ………… 87, 135, 185
フランク・スターリングの法則 …… 125
プレショック …………………… 54
プロ・プレバイオティクス療法
　………………………… 175, 177
プロスタグランジン …………… 189
分枝鎖アミノ酸 ………………… 166

へ
平滑筋…………………………… 188
ヘマトクリット………………… 45

ほ
補体の活性化………… 185, 186, 195
発赤……………………………… 187
ホメオスタシス ………… 13, 16
ホルモン………………………… 68

ま行

ま
マクロファージ …… 37, 102, 111, 142,
末梢血管再充填時間……………… 50
マラスムス …………… 148, 164

め
免疫……………………………… 95
　──栄養療法………………… 178

も
モノアミン神経伝達物質 ……… 80

や行

ゆ
輸液…………………… 48, 56, 131

ら行

り
リガンド ………………………… 114
リフィリング …………………… 136
利尿期………………… 48, 136, 186

れ
レニン …………………………… 87
レニン–アンジオテンシン–
　アルドステロン系 ……… 73, 184

ろ
ローリング現象 ………………… 114

見る・聞く・読むで楽に学べる
道又元裕のショックと侵襲の講義　実況中継

2016年2月5日	初版　第1刷発行
2021年4月9日	初版　第3刷発行

著　者	道又　元裕（みちまた　ゆきひろ）
発行人	小袋　朋子
編集人	増田　和也
発行所	株式会社 学研メディカル秀潤社 〒141-8414 東京都品川区西五反田 2-11-8
発売元	株式会社 学研プラス 〒141-8415 東京都品川区西五反田 2-11-8
印刷製本	凸版印刷株式会社

この本に関する各種お問い合わせ
【電話の場合】
● 編集内容については Tel 03-6431-1231（編集部）
● 在庫については Tel 03-6431-1234（営業部）
● 不良品（落丁，乱丁）については Tel 0570-000577
　学研業務センター
　〒354-0045　埼玉県入間郡三芳町上富 279-1
● 上記以外のお問い合わせは 学研グループ総合案内 0570-056-710（ナビダイヤル）
【文書の場合】
● 〒141-8418　東京都品川区西五反田 2-11-8
　学研お客様センター『見る・聞く・読むで楽に学べる
　道又元裕のショックと侵襲の講義　実況中継』係

動画の配信期間は，初版第3刷発行より2年間をめどとします．
なお，動画に関するサポートは行っておりません．ご了承ください．

©Y, Michimata 2016.　Printed in Japan
● ショメイ：ミル・キク・ヨムデラクニマナベル　ミチマタユキヒロノショックトシンシュ
　ウノコウギ　ジッキョウチュウケイ
本書の無断転載，複製，頒布，公衆送信，翻訳，翻案等を禁じます．
本書を代行業者等の第三者に依頼してスキャンやデジタル化することは，たとえ個人や家庭内
の利用であっても，著作権法上，認められておりません．
本書に掲載する著作物の複製権・翻訳権・譲渡権・公衆送信権（送信可能化権を含む）は株式会
社学研メディカル秀潤社が管理します．

JCOPY〈出版者著作権管理機構委託出版物〉
本書の無断複写は著作権法上での例外を除き禁じられています．複写される場合は，その
つど事前に，出版者著作権管理機構（電話 03-5244-5088，FAX 03-5244-5089，e-mail: info@
jcopy.or.jp）の許可を得てください．

本書に記載されている内容は，出版時の最新情報に基づくとともに，臨床例をもとに正
確かつ普遍化すべく，著者，編者，監修者，編集委員ならびに出版社それぞれが最善の努
力をしております．しかし，本書の記載内容によりトラブルや損害，不測の事故等が生じ
た場合，著者，編者，監修者，編集委員ならびに出版社は，その責を負いかねます．
　また，本書に記載されている医薬品や機器等の使用にあたっては，常に最新の各々の添
付文書や取り扱い説明書を参照のうえ，適応や使用方法等をご確認ください．

株式会社 学研メディカル秀潤社